親子と
取り組む！

子供の肥満診療

目標による治療管理とモチベーション維持のコツ

監修 **乾 あやの**　済生会横浜市東部病院
小児肝臓消化器科 部長

編集 **十河　剛**　済生会横浜市東部病院
小児肝臓消化器科 副部長
米国 NLP 協会認定
NLP マスタープラクティショナー
米国 NLP＆コーチング研究所認定
上級 NLP プロフェッショナルコーチ

南山堂

執筆者（執筆順）

乾　あやの　　済生会横浜市東部病院小児肝臓消化器科 部長

十河　　剛　　済生会横浜市東部病院小児肝臓消化器科 副部長

梅津守一郎　　済生会横浜市東部病院小児肝臓消化器科 医長

小林　宗也　　沖縄県立中部病院小児科

角田　知之　　済生会横浜市東部病院重症心身障害児（者）施設 医長

藤谷　朝実　　淑徳大学看護栄養学部 教授

水野　将樹　　済生会横浜市東部病院心理室 主任

齋藤　謙治　　済生会横浜市東部病院薬剤部 主任

菅野　　浩　　済生会横浜市東部病院薬剤部 部長

岩澤堅太郎　　シンシナティ小児病院消化器部門・発生生物学部門
リサーチフェロー

磯部涼太郎　　済生会横浜市東部病院看護部こどもセンター 看護師

序

私が子供だった40年前，昭和の時代，クラスに1人か2人が“太った子”だった．そして，時代は平成，令和となり，娘・息子の授業参観に行くと，3～5人は“太った子”がクラスにいる．経済的発展，テクノロジーの進歩，生活様式の変容，家庭用ゲーム機の普及など，さまざまな理由はあるが，確実に“太った子”は増えている．一方で，特に女子においては過度なやせ願望が子供達の中にもあり，“太った子”と“やせた子”の二極化がみられるのも，平成，令和の特徴ではないかと思う．男女を問わず，運動する子と運動しない子の二極化も進んでいる．テクノロジーの進歩により，ヴァーチャルな体験が増え，五感をフルに使った実体験の機会が減り，家に居ながら，さまざまなものが手に入る環境に，コロナウイルスの世界的大流行がさらに拍車をかけた．

済生会横浜市東部病院小児肝臓消化器科では，毎年，小児肥満症に関する市民公開講座を開催している．この市民公開講座が画期的な点は，子供達に運動の楽しさを知ってもらうために，千葉大学躰道部と躰道世界チャンピオン中野哲爾先生のご協力を得て，躰道という武道の演武と体験会を病院内で実施していることである．そして，もう1つの目玉企画として，無料で腹部エコーによる脂肪肝検診を実施していることがあげられる．しかし，このエコー検診は，無料であるにもかかわらず，定員30名で事前申し込み制のところ，予約数は半数にも満たない．一方で，小児便秘症に関する市民公開講座で同じく無料のエコーによる便秘検診を募集すると，30名の募集枠がすぐに予約でいっぱいになり，キャンセル待ちになる．これは養育者の問題意識を反映しているようにも思う．肥満であっても，今は痛くも痒くもない．さらに養育者も太っている場合には，肥満を問題とは考えない．しかし驚くことに，エコー検診を受けた子供の約半数には，脂肪肝が存在する．つまり，生活習慣病は気づかぬうちに進行しているのである．

そして，日本は欧米と比較するとまだ肥満人口が少ないこともあり，特に小児では，医療現場における肥満への取り組みが遅れているかもしれない．本書は，小児肥満に関するわが国では数少ない成書である．本書の特徴は，医療現場での小児肥満症診療に即対応できるよう，医師，看護師，薬剤師，管理栄養士，公認心理士など肥満症診療に携わる職種それぞれの立場から実践的に記載した．そして，コーチング，心理学を活用した，子供達のやる気を引き出す言葉掛けのコツや，目標設定とその活用法も記載している．また，本書の内容をすべて実践できなくても，それぞれのパートをつまみ食いしながら，読者オリジナルの小児肥満診療が組み立てられるようになっている．さらに，本書に記載したやる気を引き出す言葉掛けのコツ，目標設定とその活用法は，医療現場における良好なコミュニケーション形成にも有効であると考えている．是非，本書の内容を活用して，最高の医療を提供できるチーム作りを実践していただければ幸いである．

2021年3月

十河　剛

Contents

第1章

子供の肥満，問題点は何か？

1

疫学

1 日本人の肥満は増えているのか？

図1は，2017年時点での世界の成人におけるBMI ≧ 30の比率を示している．日本人の肥満の定義はBMI ≧ 25なので，単純に比較することはできないが，わが国は世界の中では肥満率の頻度は低い国である[1)]．

国内の成人の動向を見てみると，平成30（2018）年の厚生労働省の報告[2)]では10年間で日本人の肥満者の割合は男女ともにやや増加傾向にあり，いずれの年も男性のほうが女性より割合は高くなっている（**図2**）．女性は国民の5分の1が肥満者であるのに対して，男性は国民の3分の1が肥満者である．これ

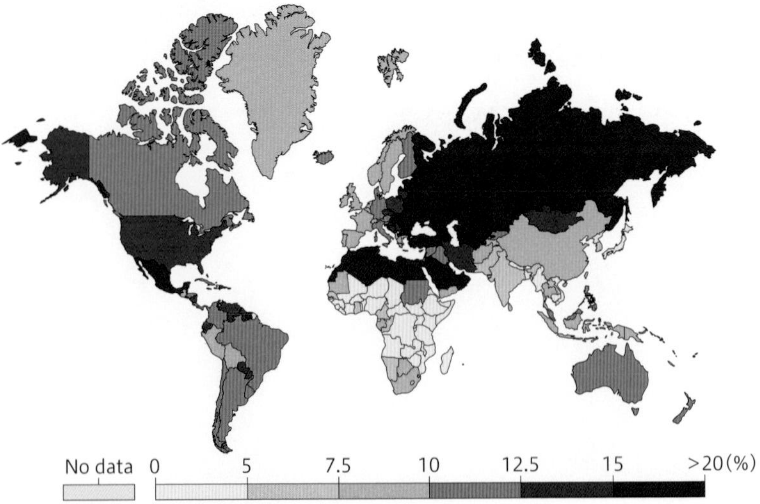

図1　世界の成人の肥満率（BMI ≧ 30）の分布　（文献1より）

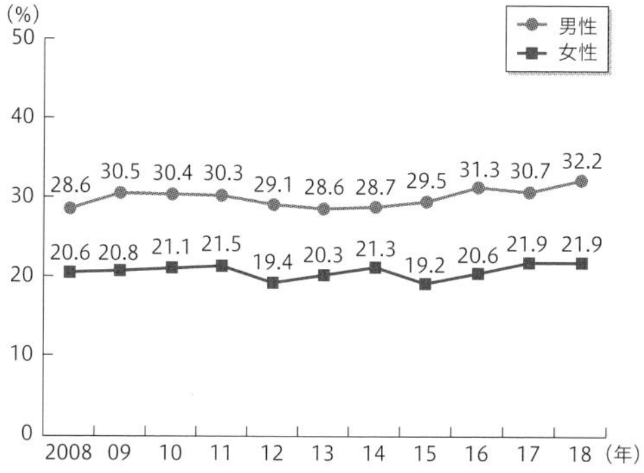

注：妊婦を除いた統計.

図2　肥満者の割合の年次推移（20歳以上）：厚生労働省平成30年国民健康・栄養調査結果の概要
（文献2より）

を年代別で見てみると，男性では働き盛りの30～50代にかけて肥満者の割合が年代を重ねることに増加している．この傾向は，いまだに日本が男性社会でかつ年功序列の社会構造から抜け出せていないことを反映しているのかもしれない．中間管理職の男性に強い負担がかかり，健康的な生活を維持できない人が30～40％程度存在しているととらえることができると思われる．一方で，女性は閉経後から肥満者の割合が増加している（**図3**）．20代の肥満の割合は，男性が17.9％，女性が10.7％で他の年代に比べて低率となっている．

2 日本の肥満児は増えているのか？

令和元（2019）年度学校保健統計（学校保健統計調査報告書）[3]では，調査対象を国立，公立，私立の幼稚園，幼保連携型認定子ども園，小学校，中学校，義務教育学校，中等教育学校，高等学校の満5～17歳までの児童など（全幼児，児童および生徒の5.2％：695,600人）について，身長と体重を検討した結果が報告されている（**図4**）．

これによると，年齢に多少ばらつきはあるが，肥満度20％以上の肥満児の割合は，昭和50年代と比較して，平成14～15年頃は約2倍になり，調査方法は異なるが，その後やや減少したものの，横ばいである．しかし，男児で

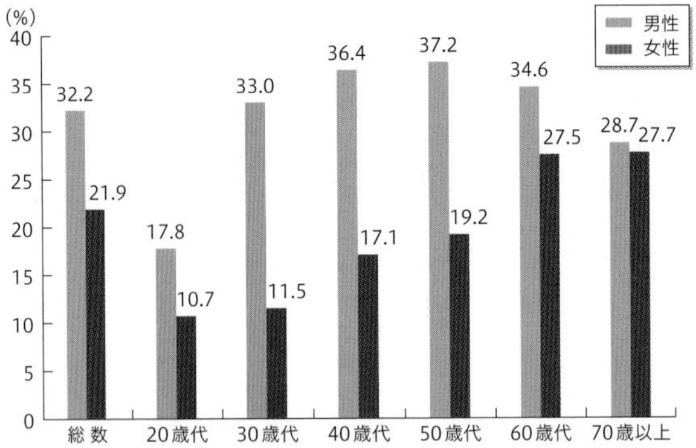

注：妊婦を除いた統計.

肥満度はBMI（Body Mass Index）を用いて判定.
BMI＝体重[kg]/（身長[m]）^{2}

18.5未満　：低体重（やせ）
18.5以上25未満：普通体重
25以上　：肥満

図3　肥満者の割合（20歳以上）：厚生労働省平成30年国民健康・栄養調査結果の概要
（文献2より）

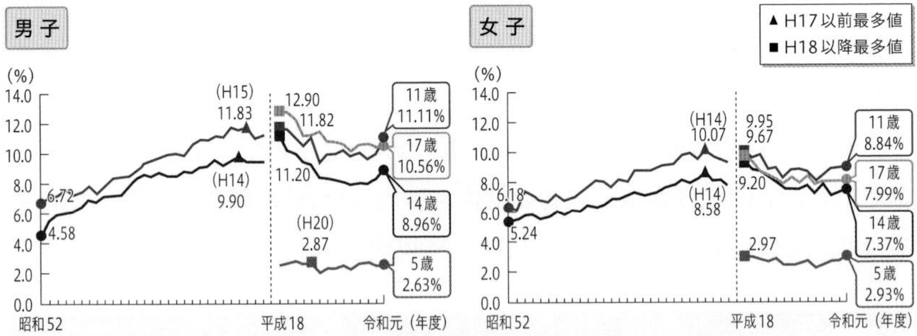

図4　肥満傾向児の割合の推移：令和元年度学校保健統計（学校保健統計調査報告書）
（文献3より）

は11歳，14歳では平成29年からやや増加している.

3 幼児期の肥満[4]

日本小児科学会，日本小児保健協会，日本小児科医会，日本小児期外科系関連学会協議会の4団体から構成される，日本小児医療保健協議会（四者協）の栄養委員会が中心となり，「幼児肥満ガイド」が2019年に公表された.

これによると，乳児肥満の多くは自然に解消されるが，幼児肥満は学童肥満に進展しやすいとされている[5]．また，思春期の高度肥満は幼児期にすでに肥満になっていることがわかっている．小児の肥満が形成される過程を出生時から長期に追跡した米国の調査では，幼児期前半に2回以上過体重を指摘された場合には，12歳で肥満になるリスクが5倍高くなることが報告され，また7,738人の前向きコホート研究においては，14歳で肥満の小児の半数以上が幼稚園入園時にすでに太り気味であったことが報告されている[6, 7]．

わが国の検討では[6]，中学1年時に肥満度が20％以上であった学童にかぎって，幼児期からの肥満度の経過を見てみると，幼児期から徐々に肥満度が増加し，小学校入学後も肥満度が増加し続けていることがわかった．一方，中学1年時に肥満であっても幼児期にはまだ肥満になっていない例もみられ，肥満が形成される最初の過程では，むしろやせ傾向児もみられた．また，5歳の時点で肥満度が15％以上の肥満小児について，その後の肥満度の変化を見てみると，5歳で肥満であった場合には，そのうちの59％が12歳時に肥満になっており，逆に5歳で肥満であった児の41％しか肥満が改善していないことがわかった．

このように，学童期，思春期の肥満は，幼児期から徐々に体脂肪が蓄積していくことにより形成されることが判明しており，幼児期の肥満をどのように管理していくかが重要となってきている．

参考文献

1) WHOホームページ：Share of deaths attributed to obesity, 2017 (https://ourworldindata.org/obesity).
2) 厚生労働省ホームページ：平成30年国民健康・栄養調査の結果(https://www.mhlw.go.jp/stf/newpage_08789.html).
3) 文部科学省ホームページ：令和元年度学校保健統計調査報告書(https://www.mext.go.jp/content/20200325-mxt_chousa01-20200325104819_1-1-1.pdf).
4) 日本小児科学会ホームページ：幼児肥満ガイド(http://www.jpeds.or.jp/modules/guidelines/index.php?content_id=110).
5) 衣笠昭彦：ライフステージと肥満．小児の肥満症マニュアル，日本肥満学会編，p.23-27，医歯薬出版，2008.
6) 有阪治：ライフステージにおける小児肥満，肥満研究，22 (1)：6-16, 2016.
7) Cunningham SA, et al：Incidence of childhood obesity in the United States. N Engl J Med, 370 (5)：403-411. 2014.

［乾　あやの］

2

肥満の要因

1 現代社会の環境と肥満

神奈川県医師会の報告によると[1]，肥満の要因は，以下のような現代社会特有の環境によるものが考えられると指摘している．

- 生活環境：いつでも，どこでも，なんでも買える環境．
- 食生活：食の洋風化，食行動の変化による摂取エネルギーの過剰．
- 生活習慣の乱れ（多様化）：夜型生活の低年齢化，これに伴う夜食の摂取，さらに影響される朝食の欠食，昼から夜にかけての食事量の増加．
- 運動不足：テレビ・ビデオ・ゲーム・インターネットなどの室内遊びの長時間化，外遊びの場所の減少および安全性（防犯）の低下など．
- 学歴社会志向：進学熱が高く，受験で多くの子供達は心理的に余裕のない中で塾へ通って勉強し，こうしたストレスが夜更かしや運動不足を助長．

しかし，肥満児の頻度は減少傾向にあるという国からの報告を合わせて考えてみるとさらなる検討が必要と考える．

2 養育者の貧困経験と子供の現在の肥満との関係[2]

筆者らの外来では，肥満児の紹介は増えている．これは国の統計結果とは明らかに異なるものである．

その原因の1つとして，肥満についても，現在問題となっている社会の二極化が考えられる．

東京都からは，2018年に以下のような報告が出ている[2]．これによれば，子供の生活実態調査の報告書やその他の調査研究において，生活困難を抱える家庭の子供達の食事・栄養に不足・偏りがあることが指摘されており[3,4]，親が生活困難である環境下に育ったことによって，次の世代の子供たちの食生活や，栄養的にどのような影響が出ているのかなど，すなわち食生活における「貧困の連鎖」が懸念されるという．「貧困の連鎖」の問題点は，貧困に育った子供が大人になり，親となっても，貧困が継続していることによる次の世代（子供世代）への貧困の連鎖のみならず，貧困に育った子供がのちに貧困を脱したとしても，子供期の貧困が次の世代に影響を及ぼす可能性があるからであり，たとえば，貧困に育ったことにより，健康的な食生活の習慣を身に付けられなかったため，自分自身が親になったときに，経済状況が改善しても，子供に健康的な食事を与えることができない，といったことが考えられるという．また，小児期に食生活に問題があると，成人となってからも生活習慣病や肥満になりやすいことが医学的にも指摘されており[5]，貧困に育った親は生活習慣病や肥満になりやすく，それが子供にも影響している可能性があるとしている．

実際の調査〔平成28（2016）年度〕の結果を**図1**，**図2**に示す．東京都では16～17歳の子供を持つ母親にアンケートを実施し，過去の貧困経験について，「あなたが15歳の頃の，あなたのご家庭の暮らし向きについて，最も近いものに○をつけてください」という設問に対して，「大変ゆとりがあった」，「ややゆとりがあった」，「ふつう」と答えたケースを「ゆとりあり」とし，「やや苦しかった」，「大変苦しかった」と答えたケースを「苦しい」とし，現在の状況に

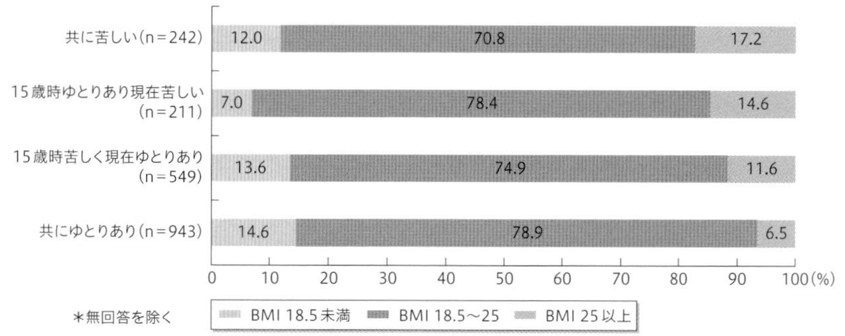

図1　母親の過去と現在の暮らし向きと16～17歳児の肥満度の関係
（東京都福祉保健局：東京都「子供の生活実態調査」詳細分析報告書，首都大学東京子ども・若者貧困研究センター，p.26, 2018より）

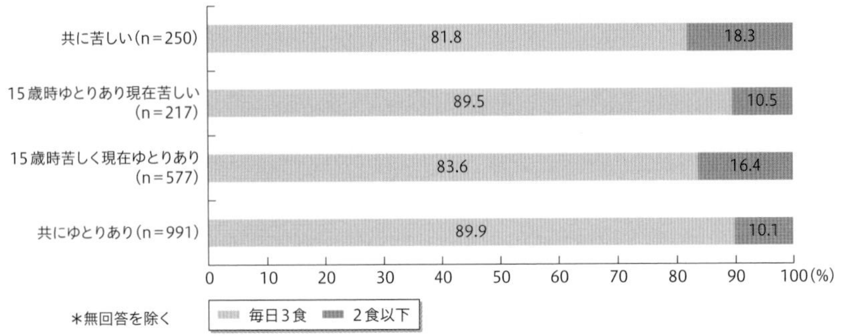

図2　母親の過去と現在の暮らし向きと16～17歳児の平日の食事回数の関係
(東京都福祉保健局：東京都「子供の生活実態調査」詳細分析報告書，首都大学東京子ども・若者貧困研究センター，p.27, 2018より)

ついては「現在の暮らしの状況をどのように感じていますか」という設問に対して，同様の考え方で「ゆとりあり」と「苦しい」に分けた．

その結果，BMIが25以上の肥満児の割合は，「共に苦しい」が17.2％と最も高く，「共にゆとりあり」が最も低く6.5％，15歳時も現在も生活苦に悩んでいる母親の児がともに，生活にゆとりのある母親の児より有意に高率であった(**図1**)．この結果から，生活困難が児の肥満と関連があることを示していると考えられた．また，「15歳時ゆとりあり現在苦しい」が，「15歳時苦しく現在ゆとりあり」よりも肥満児の割合が高いということは，過去の状況よりも現在の状況のほうが，肥満に対する影響力が強いと考えられる．さらに「15歳時苦しく現在ゆとりあり」の母親においても11.6％と，「共にゆとりあり」の母親の2倍近い割合で肥満児が多いことがわかった．このことは，現在ゆとりがある生活をしていても，過去の貧困経験の影響が表れていることを示しており，すなわち小児期の貧困経験が，成人以後の健康状態に影響を与えていることが確認されたとしている．

3　養育者の貧困経験と子供の食生活との関係

母親の小児期の貧困経験と，その子供の食生活の関係については(**図2**)，上述と同様の分類で平日の平均的な食事回数が解析された結果，母親の貧困経験と子供の食事回数には，統計的に有意な差が確認された．1日2回以下しか食事を摂っていない子供の割合は，「共に苦しい」が18.3％で最も高く，次に「15歳時苦しく現在ゆとりあり」が16.4％，「15歳時ゆとりあり現在苦しい」10.5％，「共にゆとりあり」10.1％と，食生活に問題を抱える子供の割合が，「共に苦しい」において，「共にゆとりあり」に比して有意に高率であった．一方で「15歳時苦しく現在ゆとりあり」のほうが，「15歳時ゆとりあり現在苦しい」よりも，1日2回以下しか食事を摂っていない子供の割合が高いことに関しては，子供の平日の食事回数は，現在の暮らし向きよりも母親の過去の暮らし向きのほうが強い影響を与えている可能性が考えられる．すなわち，母親の小児期の貧困経験は，現在の生活にゆとりがあったとしても，その子供の食生活に大きな影響を与えていると考えられるとしており，肥満の原因となっているようである．

貧困家庭とゆとりのある家庭での肥満の要因は，異なる社会背景がある．そのためにも，個々の子供に合わせた肥満の解消が必要であり，筆者らが取り組んでいるヘルシーチャレンジプログラム（詳細はp.159）のような，子供達が健康的な食生活と生活習慣を取り戻すことを目的とした活動も重要な役割を担っていると考えている．

参考文献

1）神奈川県医師会：子供の肥満と生活習慣病，2008（http://www.kanagawa.med.or.jp/ibukai/gakkoui/kodomonohiman.pdf）．
2）東京都福祉保健局：東京都「子供の生活実態調査」詳細分析報告書，首都大学東京 子ども・若者貧困研究センター，2018（https://www.fukushihoken.metro.tokyo.lg.jp/smph/joho/soshiki/syoushi/syoushi/oshirase/jittaityousabunseki.html）．
3）硲野佐也香 他：世帯の経済状態と子どもの食生活との関連に関する研究，栄養学雑誌，75（1）：19-28, 2017.
4）Murayama N, et al：Household income is associated with food and nutrient intake in Japanese schoolchildren, especially on days without school lunch. Public Health Nutrition, 20（16）：2946-2958, 2017.
5）Jääskeläinen P, et al：Childhood nutrition in predicting metabolic syndrome in adults：the cardiovascular risk in Young Finns Study, Diabetes Care, 35（9）：1937-1943. 2012.

［乾　あやの］

3

肥満の病態およびそれに伴う健康障害

1 肥満はどうして怖いのか？

肥満は小児期から心身にさまざまな悪影響を及ぼす．**図1**に小児期の肥満の問題点を示す．

肥満児の心理的特徴を詳しく分析した報告によると[1]，**図2**に示されているように，対照群に比べて肥満群のほうが，「抑圧」「防衛」「屈折」「不満」など，消極的ならびに自己否定的な心理状態に置かれていることがわかる．これを肥満度別に見てみると（**図2**），肥満度が高くなると「素直さ」が減少している．高度肥満児の「素直」の割合が中等度肥満児のそれより多かった理由は不明であるが，この論文は2006年に発表されており，現在より肥満度＞50％の肥満児の数は少なかったと想像され，このような調査を今後も行う必要があると考えられる．

このような心理的背景は，運動を含めた社会活動に対して抑制的に働いてしまう．活動性の低下により肥満が助長されると，肝臓に中性脂肪がたまっ

身体的問題
高血圧
睡眠時無呼吸
糖尿病
非アルコール性脂肪性肝疾患
脂質異常症
高尿酸血症
動脈硬化促進

心理的問題
自己像のゆがみ・自尊心の低下
いじめ・不登校

その他の問題
運動器疾患・機能障害
肥満関連がんの罹患率上昇
壮年期の総死亡率上昇

小児保健研究 2013；72：633-7

図1　小児肥満の健康障害
（日本肥満学会編：小児肥満症診療ガイドライン 2017, p.13, ライフサイエンス出版, 2017 より）

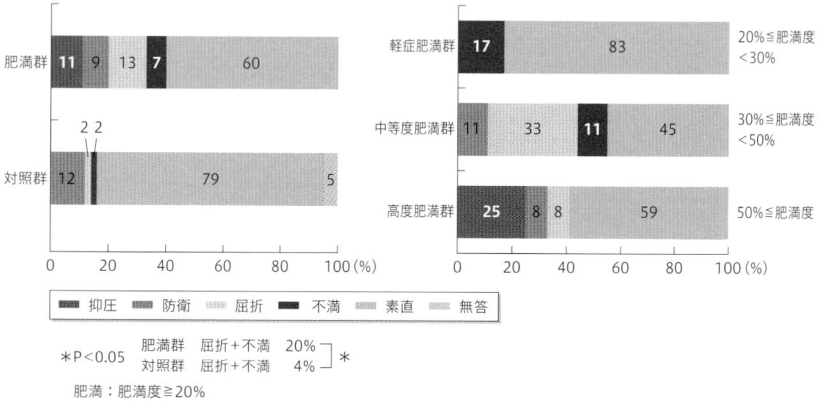

図2 わが国の小児の肥満児における心理学的特徴

（多田光 他：肥満児の心理学的特徴と家族背景. 日本小児科学会雑誌, 110：1392-1400, 2006より）

た状態，すなわち脂肪肝となり，脂肪肝はメタボリックシンドロームに合併しやすく放置すると肝炎などを引き起こす．過食が原因で脂肪肝から肝炎・肝硬変となる病気はNASH（nonalcoholic steatohepatitis，非アルコール性脂肪肝炎）とよばれ注目されている．摂取エネルギーが消費エネルギーを上回ると，余分なエネルギーはグリコーゲンや中性脂肪に作り替えられ体に蓄えられる．中性脂肪は腸間膜（内臓脂肪）や皮下脂肪組織に蓄えられるほか，肝臓にも貯蔵され，肝細胞の30%以上に中性脂肪が溜まると脂肪肝と診断される．

肝臓に溜まる脂肪そのものは内臓脂肪から区別されるが，脂肪肝の多くはメタボリックシンドローム（内臓脂肪症候群）を合併しており，脂質異常（高中性脂肪・高LDL-コレステロール・低HDL-コレステロール）を起こしやすく，動脈硬化の重要な原因になる．糖尿病を合併する人も少なくない．

脂肪肝の初期にはほとんど症状はないが，やがて肝炎を起こし，肝硬変に進行することもある．子供の肥満による脂肪肝が肝硬変に至る時期は成人になってからで，小児医療に携わる医療従事者はこのことを十分理解して小児の肥満に取り組むべきであると考える．

さらに，成人した後には虚血性心疾患や肥満関連のがんなどの非感染性疾患（non-communicable disease：NCD）の原因となる．このような背景から，小児期からの対策が必要になる．

表1　肥満・肥満症・メタボリックシンドロームの概念

肥　満：	脂肪組織が過剰に蓄積した状態.
肥満症：	肥満に起因した健康障害（医学的異常）を合併するか，その合併が予測される場合（内臓脂肪型肥満）で医学的に減量を必要とする病態をいい，疾患単位として取り扱う.
メタボ：	腹部肥満を必須として，脂質異常（中性脂肪高値，HDL-C低値），血圧高値，空腹時血糖高値の3つの動脈硬化危険因子のうち，2つ以上が特定の個人に集積している病態.

＊肥満症とメタボは介入治療の対象である.（東京家政学院大学 原研究室 より）

肥満に関する病態は，肥満症とメタボリックシンドロームを理解することが大切である．**表1**に肥満症とメタボリックシンドロームの概念を示す．

メタボリックシンドロームとは，腹部肥満の存在が必須で，これに加えて3つの動脈硬化危険因子とされる，①脂質異常症（高中性脂肪血症，低 HDL-コレステロール血症），②血圧高値，③空腹時高血糖のうち，2つ以上が認められる状態をいい，動脈硬化性疾患が発症しやすい病態とされている[2]．すなわち，肥満に伴う健康障害発生には，過剰な内臓脂肪蓄積が深く関与していることがわかっている．

2 アディポサイトカインとは？

さらに動脈硬化の病態には，アディポサイトカインが関与していることが明らかになっている．

脂肪細胞は単にエネルギーを脂肪滴として貯蔵するだけでなく，アディポサイトカインを中心とした種々の生理活性物質を分泌している．アディポサイトカインは，血管内皮機能の障害や，内膜中膜肥厚が出現する動脈硬化の初期病変に関与している．

アディポサイトカインの発現量は，内臓脂肪で有意に高いことがわかっている[3]．**図3**に示したとおり，肥満により脂肪細胞が腫大・増加すると，アディポサイトカインの分泌が増加し，耐糖能異常，脂質異常，動脈硬化，高血圧，炎症の誘発，免疫異常などを引き起こす．

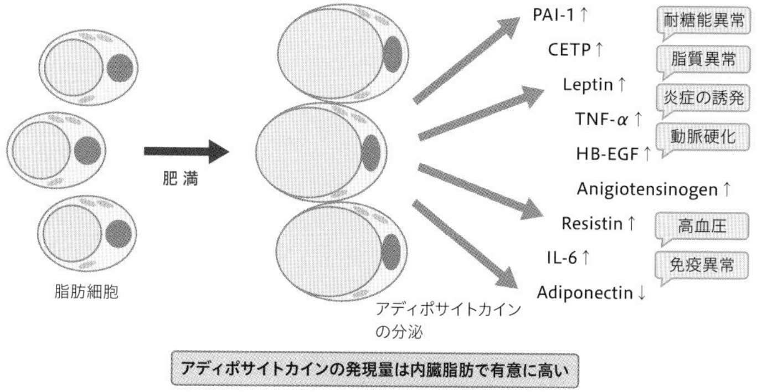

図3　アディポサイトカインが関与する病態

3 小児期に重要なアディポシティリバウンド

BMI（カウプ指数と同じ数値）は，出生してから乳児期後半にかけて増加し，その後はいったん低下して6歳前後で最低値となり，再び身長増加が停止するまで上昇して成人値に達する．このように小児のBMIは年齢により基準値が変動するが，幼児期にBMIが低下から上昇に転ずる現象はアディポシティリバウンド（adiposity rebound：AR）とよばれている．アディポシティは，脂肪あるいは脂肪蓄積を意味する．ARは，体組成を構成する体脂肪あるいは体脂肪率の変化を反映し，乳児期に増加した体脂肪が幼児期前半にかけていったん減少し，再び幼児期後半から成人期に向けて脂肪蓄積が始まることを示す現象とされる．ARが早いほど将来肥満になりやすく，また，2型糖尿病や心筋梗塞などの生活習慣病を発症するリスクが高くなることがこれまでの疫学・観察研究で明らかになっている[4,5]．

ARが早いほど，12歳で中性脂肪，アポ蛋白B，動脈硬化指数および血圧が高く，逆に動脈硬化を抑制するHDL-コレステロールが低いことが明らかになっている．すなわち，ARが早く始まるほど生活習慣病につながる心血管代謝危険因子が出現しやすくなる[6]．12歳の時点でのBMIが高く，血圧や動脈硬化指数が高くなるリスクも有意に上昇するとされる[7]．

小児期から内臓肥満が存在していると，すでに動脈硬化の初期病変が小児期から発生し，社会で最も活躍すべき若年成人期にNCDに罹患する危険性がある．肥満に伴う脂質異常症や2型糖尿病などの代謝異常の頻度や，動脈硬化の進展は，加齢とともに増加する．また，小児の肥満は成人の肥満につながり，動脈硬化危険因子である高血圧や脂質異常症も継承されてしまう[8, 9]．われわれ医療従事者はこの状況を阻止する必要があると考える．

参考文献

1）多田光 他：肥満児の心理学的特徴と家族背景．日本小児科学会雑誌，110：1392-1400，2006．
2）日本肥満学会編：小児肥満症診療ガイドライン2017, p.3-8, ライフサイエンス出版，2017.
3）日本医師会ホームページ：小児肥満の増加（dl.med.or.jp › doctor › ssi › sports25 › sports25_k3）．
4）Rolland-Cachera MF, et al：Early adiposity rebound：causes and consequences for obesity in children and adults. Int J Obes（Lond），30（Suppl 4）：11-17. 2006.
5）有阪治 他：Adiposity Reboundについて—乳幼児期のBMIの変動と肥満・代謝症候群との関係．肥満研究，10：138-146. 2004.
6）有阪治：アディポシティリバウンドと肥満．チャイルドヘルス，21（1）：53-56. 2018.
7）有阪治：乳幼児肥満の問題点と対応．日本小児科学会雑誌，120（3）：547-559. 2016.
8）Juhola J, et al：Tracking of serum lipid levels, blood pressure, and body mass index from childhood to adulthood：The cardiovascular risk in Young Finns Study. J Pediatr. 159：584-590. 2011.
9）日本小児科学会ホームページ：幼児肥満ガイド（http://www.jpeds.or.jp/modules/guidelines/index.php?content_id=110）．

［乾　あやの］

第2章

子供の肥満・肥満症の診断

1 子供の肥満へ介入するには

肥満は生活習慣と関連した問題である点は成人・小児とも変わりはなく，生涯にわたる継続したフォローが必要となる．肥満症やメタボリックシンドロームだけではなく，疾病予防やヘルスプロモーションの観点からは，単純性肥満も継続した診療の対象になる．

本項では，まず子供の肥満診療への第一歩を踏み出していただくため，小児科医の立場や心構え，またどのような患児を診療対象とすべきかについて概説する．かかりつけ医として，子供たちの将来にわたる疾病発症予防のために肥満へ介入する糸口としていただければ幸いである．

1 かかりつけ医が対象とする潜在的患者数は多い

子供の肥満は，日本にかぎらず世界でも重要な公衆衛生上の問題との認識が持たれている．わが国における肥満の出現率の推移は，2019年の報告書では，17歳では男子10.5%：女子7.9%，14歳では男子8.4%：女子7.2%，11歳では男子10.0%：女子8.8%，5歳では男子2.6%：女子2.7%が肥満となっている[1]．また7歳時に肥満であった子供の4割，思春期に肥満であった子供の7～8割が，成人になっても肥満のままとなり，生活習慣病へとつながっていくという[2]．

子供の肥満は，成長期における身長の増加に比べて，それ以上に過体重となっている場合が多く，肥満それだけでは病気ではない．しかし，小児期の生活習慣病の多くは肥満に伴い発症がみられること，また幼児期に肥満や運動不足に介入することで2型糖尿病や高血圧に対して予防効果が期待できる大切な介入時期ともされる．つまり，子供の肥満の管理と予防に関しては早い段階での対策が重要になる.

2 かかりつけ小児科医の役割の重要性

上述したようなことから，かかりつけ医の役割は重要であるといえる．健康な生活様式を個人と家族が習慣化できると，慢性疾患の減少につなげることができ，肥満はその最もよい対象である.

小児科診療において，まず受診の窓口になるのがかかりつけの小児科医である．発熱などの体調不良，予防接種，検診など，さまざまなきっかけで子供たちは受診してくる．一方，本書のテーマである肥満に関しては，子供や親がそれを主訴として受診してくることは少ない．しかし肥満に関連した受診のきっかけをいかに拾い上げるかは，いつもの日常診療こそが重要になる．特別なことは必要ない．通常の診療の際に，身長体重を計測し，成長曲線などで肥満に該当するかを確認する．そして，本来の受診の理由に関する診療が終わってから，さりげなく，肥満に関連した社会生活が障害されていることがないか，それが肥満に関連していないかを聞いてあげることが，肥満に関する問題意識を掘り起こすきっかけとなりうるのである.

● 日常診療での最初のアプローチ例

日常診療で「肥満かな？」と感じることは多いけれど，実際にそこを掘り下げて介入する糸口がこれまでの日常診療ではあまりなかった場合を想定して，実践的なアプローチの一例を示す.

たとえば,

「学校は楽しい？」

「朝起きるのがつらくない？」

「体育や部活動は参加できている？」

「お友達とは何をして遊ぶのが楽しい？」

など，これらはすべて肥満に関連した社会生活に障害がある場合に，陽性となりうる質問項目である.

このような日常生活において何か支障が出ている様子が認められた場合は,

続けて肥満に焦点を当てた質問をしてみるとよい．

「あれ？ おなかがちょっと気になっちゃうけど，おやつとかどうしてる？」

家族や本人も，これまで自覚してきた問題に焦点を当ててもらえることで，なんらかのレスポンスが得られ，実は肥満そのものが，学校に行けていない，体育で運動が進まないなど，具体的な実生活に影響が出ている状況と結びつけられた場合に，肥満に関する診療モチベーションを患児本人や家族に見いだすことができれば，スムーズに次の診療の手順〔具体的な問診(p.22)，検査(p.35)，肥満の判定(p.44)，肥満症(p.52)・メタボリックシンドロームの診断(p.56)，食事(p.89)や運動(p.108)の指導など〕へとつながっていくはずである．

一方で，その場ではあまり返答がなく問診の質問が終わってしまう場合もある．肥満の背景には，肥満に至る生活習慣と，肥満の子供特有の心理的・精神医学的背景があることもよく知られている．肥満に至らないためには，食事を管理し，よく運動を行い，結果として内臓脂肪を減らすことが重要であることは誰の目にも明らかである一方で，肥満の子供を取り巻く課題として，それを実行できないということがある．

“言うは易く行うは難し”である．

肥満の子供達を診察していく際には，なぜこうした目標が達成できずにいるのか，小児科医として配慮する必要があり，肥満の背景に患児が抱えている心理的特性を知ることも大切になる．肥満の子供は自身を統制するという特性が弱く，その結果として肥満が悪化していき，自尊心はかえって低下していくとされる[3)]．そのため，肥満に関連する診察にそのまま入ることができるのか，あるいは外来で長期的に経過をフォローしていき，介入時期を繰り返し評価していくのがよいのか，患児ごとの対応が必要になろう．

いずれにしても肥満治療としての対象者に加え，肥満予防も診療対象になると考えると，かかりつけ小児科医が対象とすべき肥満に関する潜在患者数は非常に多いと想定される．したがって，こうした子供達とその家族に対する小児科医の役割は重要であり，肥満の子供を診療していくことは単に体重を管理するだけではなく，小児科の対象となる年齢においては肥満とそれに関連した合併症の出現についても，長期にわたりフォローしていく必要がある．また家族にとっても，かかりつけ医は子供の肥満とその予防対策について相談できる相手として重要な存在であるといえる．

3 子供の肥満を疑うきっかけはいつもの身体計測から

繰り返しになるが，日常診療の中で肥満に取り組もうとする際に，特別なことは必要ない．通常の診療の際に身長・体重を計測し，肥満に該当するか成長曲線などで確認することである．

● BMIに関する注意点

成人の内科で小児の診療をされている場合の注意点としてBody Mass Index(BMI)の使用がある．BMIは，一般的に高校生以上の年齢層にとっては優れた体格評価指数となるが，成長期の子供に対して一律にBMIを使用して肥満の判定を行うことは不適切とされている．成長過程にある小児では，年齢とともに身長および体重の増加に合わせてBMIも増加するため，6歳以上18歳未満に対してはBMIを使用しないことを認識しておく必要がある．小児では成長過程に合わせた評価方法をとる必要があり，詳細は「肥満の判定のしかた」のp.45を参照いただきたい．

4 どんな肥満の子供を治療対象とするか？

症候性肥満(p.25)を除外した一般小集団の中の肥満と判定された子供は，以下のように3つに分けることができる．

- 肥満に伴う健康障害を合併しない単純性肥満．
- 健康障害を合併している，もしくは合併が予測される肥満症．
- 腹部内臓脂肪型肥満に加え，複数の動脈硬化危険因子が集積しているメタボリックシンドローム．

上記の**肥満の子供で治療対象となるのは，健康障害との関連がある小児肥満症とメタボリックシンドローム**である．肥満症およびメタボリックシンドロームの診断基準と，実際の診断のしかたについての詳細はp.52，56を参照いただきたい.

これら治療対象としての評価を行うことによって，なんとなく「太っている」「ただ病院に行くように言われた」というような子供・養育者に対しては，肥満を治療するための明確な理由と目標を設定することができるようになる(第3章，p.60参照)．精密検査や治療介入が必要な肥満症やメタボリックシンドローム，また心理社会的な問題がある子供たちについては，総合病院で肥満に関連した合併症の検査を連携して行っていく必要があるが，やはり日常診療における主治医は小児科のかかりつけ医である.

5 単純性肥満も診療対象になりうる

一方で，単純性肥満は，診察時点でリスクのない健康な小児が含まれることになる．確かに成人の場合は，糖尿病や高血圧などの予後を悪化させる危険因子であるため，肥満が治療の根拠となるが，小児期には代謝異常が生じていても多くは無症状であり，15歳未満の小児肥満における2型糖尿病の発症は成人と比較すると有意に低く，高血圧に伴う症状もまれとされる．肥満症を伴う代謝異常を有する小児肥満は確かに存在するが，やはり頻度は少ない.

しかし，成人期になって肥満に関連した生活習慣病を発症する背景には，内臓蓄積型肥満に関連した要因があり，肥満の子供の将来に対して十分な健康教育が必要になることは明らかである．また，肥満はこれに関連したいじめや不登校など，社会生活における生活の質の低下が問題となりやすい．肥満による運動機能低下や心理的特徴などにより，それらがさらに肥満を増強させるという悪循環にもつながる．したがって，**単純性肥満も，肥満症やメタボリックシンドローム発症の予備軍として早期から対応することが大切**になる.

かかりつけ医の小児肥満に対する予防介入・治療介入に関する先行研究は複数あり，それぞれ一定の成果を報告している[4〜6]．小児患者における肥満の発生は，健康対策としてプライオリティの高い問題であることは，日本ならびに先進国において共通している．肥満になった後の治療に関してのアウトカムはさまざまであり，肥満の1次予防がサステイナブルな解決の鍵となっていることは共通して一致している.

繰り返しになるが，こうした単純性肥満の患者に対して肥満予防教育に介入することは，かかりつけ小児科医の重要な役割であり，その効果が子供および社会に与える影響は大きい．単純性肥満についても，肥満症やメタボリックシンドロームの有無について評価を行うだけではなく，継続してフォローアップしていくことが必要であり，肥満の予防や悪化防止に関して小児科医が子供と親と一緒に長期的に取り組むことが必要となる．

参考文献

1）文部科学省：平成30年度学校保健統計調査報告書，2019.
2）Klish WJ：Childhood obesity：Pathophysiology and treatment. Acta Paediatr Jpn, 37（1）：1-6, 1995.
3）Hesketh K, et al：Body mass index and parent-reported self-esteem in elementary school children：evidence for a causal relationship. Int J Obes Relat Metab Disord, 28：1233-1237, 2004.
4）Patrick K, et al：Randomized controlled trial of a primary care and home-based intervention for physical activity and nutrition behaviors：PACE＋ for adolescents. Arch Pediatr Adolesc Med, 160（2）：128-136, 2006.
5）Kubik MY, et al：Providing obesity prevention counseling to children during a primary care clinic visit：results from a pilot study. J Am Diet Assoc, 108（11）：1902-1906, 2008.
6）Ford BS, et al：Primary care interventions to reduce television viewing in African-American children. Am J Prev Med, 22（2）：106-109, 2002.

［梅津守一郎］

2

問診のしかた

本項では，乳幼児期から思春期の肥満診療において上手くいく問診のコツについて述べる．

肥満についての問診で重要な点は，

- 子供と養育者の病識を探る．
- 肥満に関連した病状に関する情報を得る．医学的情報（現病歴，出生歴，既往歴，家族歴，内服薬）に加えて，肥満に関連した生活歴（食事歴，生活歴や心理的背景）について．
- 成長曲線や成長の記録の作成．

など多岐にわたる．

初回の問診ですべてをもれなく聴取することは難しい場合も多く，再診の外来で問診を繰り返したり，多職種で多角的に評価する必要性がでてくる場合もある．

問診の重要性は，肥満に関連した生活歴の聴取のしかたによって，肥満となった要因が浮き彫りになるだけでなく，肥満の子供個々に対応した治療材料の情報源になることである．上手な問診は個別の治療につながることに加え，最終的に子供と養育者の満足度にもつながる．

1 第一印象が大切，子供・養育者との信頼関係をつくる

肥満は通常は自覚症状に乏しいため，基本的に肥満のことを問題視して子供が受診してくることはまずはない．通常は親に連れられて，本人はしぶしぶ，自分は何も困っていないのに，場合によっては風邪などのきっかけで小児科を受診したのに，肥満だから大きい検査のできる病院へと紹介状だけ渡

されて，といった状況が見受けられる．患児本人が受診そのものを納得して受診することはほぼないといえるであろう．

しかし病診連携の観点からは，かかりつけ医，病院の小児科医，患児およびその家族とが，信頼関係で結ばれている必要がある．したがって病院へ紹介する前段階で，患児とその家族が，検査や治療の必要性を理解している必要がある．

1 子供に対して

筆者らが通常，肥満以外の主訴で受診してきた子供に，肥満指導や脂肪肝のチェックをする際に最初に声をかけるときは，

「あれ？ おなかがちょっと気になっちゃうけど，おやつとかジュースとかどうしてる？」

といったように，さらっと状況を確認していくようにしている．

患児本人や家族が肥満を自覚している場合は，そこから直接ダイエット指導（食事と運動について）やエコーによる脂肪肝チェック，血液検査などに入っていく．

さらに，「今は痛くもつらくもないだろうけどさ，大人になってから心臓とか脳の血管が詰まって，死んじゃったり体が動かなくなったりとかしたら困らない？ やりたいことがあってもさ，病気でできなくなっちゃたりとかするのも嫌じゃない？ 本当はさ，人生80年だから，80歳くらいまで生きられるのに，50歳とか60歳で死んじゃったりとかしたら，嫌じゃない？ でもさ，身長に合った体重にしたらさ，ずっと健康で100歳とかまで生きられるかもしれないじゃん？ ずっと健康だったら，やりたいことたくさんやって生きられるじゃん．どっちがいい？」

のように聞いてみる．

過食の自覚がない子供には，「おやつは？ ジュースは？」と具体的に食事内容を確認した上で，中学生くらいであれば1日の標準的な摂取カロリーを体重×35 kcalで計算して，「体重が増えているということは，これ以上は食べているよ」と伝えると，大抵は観念して納得してくれる．

そして決め手は，自衛隊員の1日の食事の摂取カロリーと比較する．「自衛

隊で体を毎日鍛えている人が摂るカロリーが1日3,000 kcalだから」と言って比較してみせると，大抵は自分の摂取カロリーの多さを自覚してくれる．

筆者らは，このように肥満以外の受診動機で病院に来ている小児に対して，診療に関する信頼関係をつくることにしている．

「今日は病院に来てくれたんだね．体が大きくなっているようだけど，どこかわるいところがないか，きみもおかあさんも先生もまだわからないんだ．もっとこれからたくさんやりたいことができるようにいろいろ教えてくださいね」

子供は病院に連れてこられて，採血をされたり痛い検査をされるのではないかといった病院や医師に対する漠然とした怖さを持っていることが多く，さらに「太っていることを怒られるのではないか？」といった，何をされるのかわからない不安を感じている．子供に直接話しかけ，説明をすることで，今後の診察の目的をはっきり知ってもらう．また，病院受診を繰り返していく経過では，成長の記録の他に，食事の摂取内容，日常の運動，就寝や起床時間などについても継続的な情報共有が必要になるため，これらについても初診時に患児本人に説明し，治療に関連した信頼関係を築くようにしている．

2 養育者に対して

子供との信頼関係をつくると同時に，養育者の受診動機を初診時に評価しておく必要がある．養育者が肥満に関して子供を受診させた場合，受診動機は大きく分けると次の2つになる．

①太るような食生活を送ってきて，運動習慣を確立することができなかったことに，自責の念を持っている養育者が子供を連れてきている場合．

②上記とは逆に，養育者もまったく病識がなく，学校や病院で言われて紹介されて受診してきている場合．

①のようにこれまでの食生活歴などの困難さを自覚しつつ，けれどもなかなか改善させることができずに受診した養育者の場合，まず養育者自身の悩みやこれまでのトライ・アンド・エラーに伴う苦労に共感を示しつつ，食生活歴や生活習慣歴の問題もスムーズに聴取できることがある．こうした養育

者にはオープン型質問対応でも，信頼性のある問診ができる可能性が高い．

一方，②のように人に言われて受診した，紹介状を渡されて受診するよう指示されたなど，受診動機が他者からの勧めであった場合は，初診時の問診で手こずることがある．これは，病識が子供にみられないのは一般的なことであるが，養育者にも病識がないからである．

こうした養育者は，「食事は食べないのに太ってしまうんです」，「学校にも歩いて登校しています」，「ちょっと体は大きいと思いますが，病院に行くように言われたから来ました」などと話し，どこかで「自分は悪くないのに」といった，肥満に関連した抑圧や否定の感情がみられることが多い．こうした受診動機が他者に依存している段階では，初回の外来を受診した後，その後の受診につながらないことが問題になる．これではせっかく受診につながったのに，肥満の改善のきっかけに芽が出ない状態となってしまうことになる．

しかし，こうした病識のあまりない養育者であったとしても，自覚症状はない代わりに，体格の面で周囲から心ない言葉をかけられていたり，自責の念を常に感じて生活していたりすることは決して少なくない．肥満患児の心理的背景について，肥満の子供は非肥満の子供に比べて有意に屈折と不満を抱えていることが多いとする研究があり，肥満の程度が悪化するほど，抑圧と防衛の頻度がさらに増加すると報告されている[1)]．

まずは病院受診につながった点を誉め，「よく病院に来てくれましたね，これまでがんばってこられたと思いますが，順番にお話を聞かせてくださいね」と，肥満に関連した自己評価の低さに対して補助するような対応を心がけている．

2 症候性肥満の除外

臨床においては，乳幼児・学童以上の年齢でも圧倒的に単純性肥満の割合が高く，症候性肥満の割合は低い[2)]．ただし小児肥満症診療ガイドライン2017では，二次性肥満や遺伝性肥満の鑑別が必要であるとされており，遭遇する頻度が高い症候性肥満として，Down症候群やPrader-Willi症候群があげられている[3)]．小児科外来を受診した肥満の患児でも，まずは基礎疾患に関連した症候性肥満の鑑別が必要となる．**表1**に単純性肥満と症候性肥満の特徴の比較，**表2**に症候性肥満を疑う所見を示す[4)]．

初診時の問診や体重測定に合わせて，必ず成長曲線の記載を確認し，肥満があるのに－1SD未満の身長である場合は，適切な血液検査や画像検査を行い，症候性肥満の有無を評価する．通常，単純性肥満の子供では，成長の早熟傾向が認められるため，むしろ平均身長を上回るペースで身長の増加がみ

表1　単純性肥満と症候性肥満の特徴

	単純性肥満	症候性肥満
頻 度	>	まれ
身 長	高い	低い
成長率	年齢相当～軽度上昇	低下
肥満の家族歴	多い	まれ
骨年齢	年齢相当～軽度促進	遅延
性成熟	軽度促進	多くは遅延
精神発達	正常	正常～遅滞
身体所見	肥満以外なし	基礎疾患関連

表2　小児症候性肥満を呈する疾患

遺伝性	Prader-Willi症候群：低身長，筋緊張低下，精神発達遅滞，アーモンド様眼裂
	Turner症候群：低身長，卵巣機能不全，翼状頸，外反肘
	Bardet-Biedl症候群：性腺機能低下，精神発達遅滞，網膜色素変性
	Alstrom症候群：性腺機能低下，感音性難聴，網膜変性
	Carpenter症候群：性腺機能低下，精神遅滞，頭蓋骨縫合早期癒合，多指合指
視床下部性	Frohlich症候群：視床下部障害（性腺機能低下，尿崩症）
内分泌性	Cushing症候群：低身長，満月様顔貌，Buffalo hump
	Stein-Leventhal症候群：月経異常，多囊胞卵巣腫大，男性化徴候
	偽性副甲状腺機能低下症：低身長，第4中手骨指趾短縮，皮下石灰化
	成長ホルモン分泌不全症：低身長，視床下部障害
	甲状腺機能低下症：低身長，知能低下，便秘
薬剤性	抗精神病薬，ステロイド，インスリン過剰投与

られることが多い．したがって体重増加に比べて，成長曲線での身長の伸びが正常を下回る患児の場合は，注意を要する．

身長と同様，体重が増加傾向の子供では，性成熟傾向が年齢相当〜やや促進する傾向があるため，性腺機能低下にも注意する．思春期遅発の目安は，女児（乳房）13歳，男児（外性器）15歳とする．肥満の子供では年齢に応じた性成熟が進行しているかどうかにも注意すべきである．

また問診では，各種症候群に合併しやすい特徴を確認する．Prader-Willi症候群は，症候性肥満の代表的疾患とされ，染色体15q11-q13の欠失により発症する．肥満の他に，アーモンド様眼裂，小さい手足，精神発達遅滞，性腺機能低下などがみられる．乳児期には哺乳不良，筋緊張低下などを示し，むしろ発育不良であることが一般的な経過であるが，幼児期以降は過食に伴う肥満が目立つようになる．

医療機関で治療適応と判断された肥満患児の通院は年余を要するため，初診の段階で症候性肥満の可能性を除外してから診療にあたることが重要である．

3 成長曲線

養育者には，可能であれば，患児が生まれてからの身長と体重の経過がわかる母子健康手帳や学校での成長記録を持参してもらうように依頼する．成長の記録からも，単純性肥満としての経過や，症候性肥満の可能性も探り当てることが可能な場合ある．

4 出生歴

出生前の母親のおなかにいる時期より子宮内胎児発育不全で生まれた低出生体重児の子供，あるいは子宮内過剰発育によって通常より大きく母親のおなかで育った高出生体重児の子供は，いずれも将来的にインスリン抵抗性を生じやすいといわれている．特に出生体重と2型糖尿病との関係では，低出生体重児および高出生体重児のいずれの場合も2型糖尿病の発症比率が高いとされている．

この背景として，胎児期の環境と出生後の環境が著しく異なると，その環境変化に対応できないでさまざまな生活習慣病を発症するという説，DOHaD (developmental origins of health and disease)[5]が知られている．胎児期に低栄養環境，出生後に栄養過多の状態に置かれると，将来，肥満や生活習慣病になりやすい体質になる，すなわち胎児期の適切な栄養管理と妊娠中の母親の栄養管理が極めて重要であるとする説である．このような肥満や糖尿病などの生活習慣病発症リスクがあったどうかも確認する．

5 家族歴

養育者の肥満の有無，および虚血性心疾患，脳卒中，2型糖尿病の家族歴がないかを確認する．

子供が肥満となる生活歴の背景には，家族の食事や運動などの生活習慣がおおいに関連しているといわれており，両親や兄弟姉妹が肥満や肥満症である場合が多い．しかし，初診外来で問診をしてみると，子供だけでなく家族も「食べていないのに太ってしまう」「きちんと運動している」と答える確率が驚くほど高い．肥満に至った子供だけでなく，養育者の病識が薄いため，現状の生活習慣や食事習慣を改めなければ，肥満を取り巻く問題の解決にはつながらない大きな障害となってしまう．したがって医療者と子供および養育者の間での，病識に関する差をまず認識する作業を通して，病識を確立していくことが家族に対しても必要になる．

6 食事摂取状況

食事摂取の状況は，子供や養育者の主観が強く反映されるため，評価が難しい場合が多い．すでに家族が肥満に対して問題点を自覚し，食事・運動療法を試みてきている場合，具体的な食事の摂取状況や量，食事内容の把握は比較的正確性があり，栄養指導での評価でも状況が明らかになりやすい．

ここでは，病識の乏しい子供および養育者に対する食事内容の聴取のしかたについて述べる．

1 食事のタイミング（時間，回数）を確認する

朝

食事の具体的な時間を確認する．たいていは「家族と同じ時間に食べています」と答えても，「朝食を抜くことはないですか？」と聞くと，「たまに朝食を食べないことがあります」や「朝は食べられないことがあります」などと子供や家族が答える場合がある．

さらに「朝食べない頻度はどれくらいだろう？ 2〜3日に1回？ 1週間に1回？1か月に1回くらい？」と，朝食が食べられない頻度を把握するように心がける．

肥満の子供は，肥満が形成されてきた食事習慣から，夜に食事を大量摂取することが多く，その結果として夜間就寝中も食物の消化が継続されてしまい，朝の空腹感低下や，食欲がわかないことが知られている．このため朝の欠食の状況は必ず把握しておく．

学校生活で不登校になっていなければ，通常，昼の食事摂取は継続されている．

帰宅後

帰宅後以降の食事回数も，具体的に把握するように心がける．

「晩ごはんは家族と一緒の時間に食べます」，「課外活動で帰ってくるのが遅いので，遅い時間に食べることがあります」などと返答されれば，「晩ごはん以外の時間に何か口にすることは？」と聞いてみる．特に朝の欠食習慣のある子供は，確実に帰宅以降の摂取カロリーが現在の肥満を形成するのに十分な経口摂取があるはずである．

このような食事のタイミングを評価することが，患児本人や家族から「あまり食べていないのに太る」「家族と同じように食べているのに太る」要因を探し出す第一歩となる．

「帰ってからお菓子を1袋」，「夕食の後，勉強してから寝る前にカップラーメン」，「のどが渇くから，ペットボトルの炭酸飲料を帰宅後1リットル」など，食事と切り離された間食摂取の習慣が洗い出される場合が多い．

2 食事の摂取量を具体的に確認する

食事摂取のタイミングを評価したら，時系列で食事の摂取量について聞い

ていく．その際には学校と自宅での生活に分けて聞くようにする．

学校で

「学校では出された給食は全部食べる？」

「給食をお代わりすることはある？」

学校給食による食事の提供がある肥満患児は，ほぼ日常生活のなかでお代わりをすることが生活習慣に落とし込まれていることが少なくない．

「お代わりはたまにする」との返答がある場合は，改めて「たまにっていうのは2～3日に1回？」，「それとも1週間に1回？」，「1か月に1回くらいかな？」と，回数の把握を進める．

同時に，「お代わりは1回で終わる？ それとも何回もお代わりする？」と，食事量の把握を行う．

また，部活動などでお代わりや食事の大量摂取を励行している場合は注意を要するが，肥満で病院を受診する程度まで体重増加や健康障害が出現している子供に，活動量以上の食事摂取を励行している可能性がないかを評価することは必要であろう．

自宅で

自宅での食事摂取量を聴取する際，病識のない子供や養育者からまず口にされるのが，「家族と同じ程度食べている」で，決まり文句のように聴取される．

食事摂取の量に関しては，このあいまいさを現在の肥満に結びつける作業が必要となる．

具体的には，「料理を出すお皿は大皿山盛りですか？」，「家族1人1人に小分けして提供してますか？」と，提供される量の評価をお皿などの器で評価することで，量的評価が可能となる．

主食に関しても，「ごはんはお茶碗1杯ですか？ どんぶりですか？」，「麺類はお椀で出しますか？ 鍋いっぱいではないですか？」といった聞き方をすることで，「大皿で出して，ほとんど子供が1人で食べてしまう」，「麺を3人前，鍋のまま出すと，全部1人で食べ切ります」など，食事摂取量の具体化が進む．

このように食事が提供される状態を具体的に聞くと，その量が把握しやすくなる．

3 食事をよく噛んで食べているか確認する

「食べ終わるのは誰よりも早い？」

よく噛んで食べない食習慣も肥満につながる．食事する時間も，あっという間に飲み込むように食べ終わっていないか確認する．

早食いの影響としては，食事の摂取で血糖値が上昇する前に，胃内に一気に食物が送り込まれてしまう結果として，エネルギーの過剰摂取につながりやすいことがある．早食いが習慣化すると，胃の容量が増加して，一度に送り込むことのできる食事量がさらに増加してしまうことにつながる．また，よく噛まない，咀嚼が不十分な食事では，視床下部にある満腹中枢活性が妨げられることによって，食べ過ぎにつながる．このような早食いや咀嚼不十分な食事はさらなる悪循環となり，肥満を形成する要因となる．

4 孤食があるか確認する

共働きの家庭や，塾などで食事時間が家族より遅くなり自宅での夕食が遅い場合など，子供が夕食を1人で食べる孤食の有無を確認する．

孤食の場合，嫌いなものは避け，自分が好むものだけを好きなだけ食べる食生活につながりやすい．特に肥満患児は偏食がみられる割合が高く，食事摂取のバランスが崩れていることが見受けられる．一緒に食べる人がいないと，どれだけ食事を摂取しているかの把握も困難となりやすい．また，孤食ではテレビを見ながらの「ながら食べ」も伴い，どれだけ食べたかわからない状況につながりやすい．

5 食事内容を確認する

上述した食事時間のアンバランスさや1回の食事量から，体重増加を説明できる食事量が把握しやすくなる．

最後に，食事内容を聴取する．バランスのとれた食事の目安として，3大栄養素の摂取状況を詳細に把握する．問診では，たとえば単純糖質の単品大量摂取や，高蛋白・高脂質の食品やスナック菓子などの飽和脂肪酸食品の大量摂取状況が明らかになることが多い．一方で，血清脂質改善効果や抗炎症効果のあるn-3系多価不飽和脂肪酸の多い青魚や野菜の摂取は，極端に不足している状況がみられる．

栄養素の摂取などに関する具体的な食事指導については，後述の食事療法(p.89)を参照していただきたい．

7 生活歴

子供の生活と肥満に関連が指摘されている習慣として，睡眠時間，運動習慣，スクリーンタイムなどがあげられる．

生活リズムのなかで早寝・早起きの習慣ができているか，また起床時間と朝食の時間を聴取する．これによって，肥満に至ってしまった食事習慣の結果，起床時間が遅く，朝食を食べられない生活が続き，昼食や夕食のドカ食いが脂肪蓄積につながるような生活習慣になっていないか確認する．

肥満といえば運動，と連想される養育者や子供たちが多いため，体を動かす習慣の有無は，比較的容易に聴取できる．一方で運動習慣以外の日常生活が肥満と関連している状況がないかどうかを確認する．

具体的には，「おかあさんの家事のお手伝いをしますか？」と聞いてみる．部活動や体を激しく動かすことだけが運動習慣ではないので，自宅での活動性がまったくないのか，体を動かす状況について把握することを心がける．肥満に関する病識の乏しい養育者であっても，子供の家事のお手伝いに関する回答は，通常明瞭かつ正確に回答できる場合が大半である．

このほかに日常生活での運動を妨げている要因がないか評価することも必要である．たとえば，以前は野球をやっていたが，けがのせいでそれまで続けられていた運動習慣が継続できなくなってしまったにもかかわらず，運動習慣があったときの食事摂取量が維持されてしまい，急速な体重増加につながってしまったというような場合もある．

また，肥満と生活の関連で重要なのがスクリーンタイムである．テレビやパソコンに加えて，スマートフォンやタブレットが日常生活に普及した結果，明るい画面を遅い時間まで見続けると就寝時間は遅くなることが知られている[6]．起床時間の遅れや朝食があまり食べられないという悪循環に陥りやすくなると考えられる．また，子供はこうした電子メディアに容易に集中してしまう状態が続き，結果として体を動かすことが激減して肥満につながる傾向がある．具体的には，就寝前2時間以上のスクリーンタイムがあるか評価する．

8 社会歴

最近，急に不登校になったり，学校でのいじめがないかを聴取する．

肥満は，その外見から集団のなかで疎外されやすく，いじめの対象となりやすい．文部科学省の調査結果では，学校でのいじめの状態として「冷やかしやからかい，悪口や脅し文句，嫌なことを言われる」といった経験が64.5％であったとしており，肥満をきっかけとして，あるいは原因とするいじめは比較的多いと推定される[7)]．また，集団生活のなかでいじめやからかいの対象になると，子供は心理的なストレスにさらされ続けることとなり，その結果として引きこもりや不登校につながることも想定される．

9 その他

ごくまれに肥満ではない脂肪肝があった場合には，**表3**のような疾患を疑う[8)]．

表3　小児の脂肪肝を呈する疾患

大滴性
- 栄養全身性：栄養失調，飢餓，非経口摂取，神経性食思不振症，短腸症候群
- 薬剤：プレドニゾロン，メトトレキサート，L-アスパラギナーゼ
- 代謝：シトリン欠損症，糖原病，コレステロールエステル蓄積病，βリポ蛋白欠損症，ミトコンドリア病，脂肪酸代謝異常症，ガラクトース血症，フルクトース血症，有機酸代謝異常症，胆汁酸代謝異常症，ヘモクロマトーシス
- その他：炎症性腸疾患，完全非経口栄養，ネフローゼ症候群，毒キノコ，脳下垂体性疾患，甲状腺疾患

小滴性
- 薬剤：アスピリン，バルプロ酸
- 代謝：Reye症候群，セレウス菌毒素，ミトコンドリア病，脂肪酸代謝異常症，コレステロールエステル蓄積病

参考文献

1）多田光 他：肥満児の心理学的特徴と家族背景．日小児会誌，110：1392-1400, 2006.
2）Williams CL, et al：Management of childhood obesity in pediatric practice. Ann N Y Acad Sci, 817：225-240, 1997.
3）日本肥満学会編：小児肥満症診療ガイドライン2017，ライフサイエンス出版，2017.
4）日本小児内分泌学会編：小児内分泌学，診断と治療社，p.68, 2010.
5）中野有也 他：低出生体重児とメタボリックシンドロームのリスク．周産期医学，42：905-909, 2012.
6）Foley LS, et al：Presleep activities and time of sleep onset in children. Pediatrics, 131：276-282, 2013.
7）文部科学省初等中等教育局児童生徒課：平成26年度「児童生徒の問題行動等生徒指導上の諸問題に関する調査」における「いじめ」に関する調査結果について，2016.
8）乾あやの：小児のNAFLD：emerging issues. Hepatology Practice vol.2, 88-92, 2014.

［梅津守一郎，十河　剛］

3

必要な検査，検査所見の評価

小児の肥満の大半は単純性肥満であるが，まずは基礎疾患を背景とした症候性肥満（p.25）を鑑別しておく必要がある．肥満があるのに極端な低身長や，体重増加に比して身長の伸びが悪い，精神発達遅滞，性腺機能低下，特異な顔貌小奇形などがある場合は，症候性肥満を疑うきっかけとなる．

1 身長体重測定

肥満の判定について，本項では主なポイントを示し，詳細は「肥満の判定のしかた」（p.44）を参照いただきたい．

肥満の評価は身長・体重から肥満度を算出し，体脂肪率を推定する．身長や体重を用いて計算で得られる体格指数には肥満度，BMI，ローレル指数などがある．成人の肥満の判定では身長と体重からBMIの絶対値を算出するが，小児では身長の伸びとともにBMIが増加してしまうため，肥満度や体脂肪率の有意な増加で判定する．

肥満度は，性別・年齢別・身長別標準体重に比べて実測体重が何パーセントに相当するかを表す指標で，学童では下記の式を用いて算出する．

肥満度＝〔(実測体重－標準体重)/標準体重〕×100（%）

学童では，肥満度が－20％以上＋20％未満が正常，＋20％以上＋30％未満が軽度肥満，＋30％以上＋50％未満が中等度肥満，＋50％以上が高度肥満と判定する．

肥満の定義は体脂肪が過剰に蓄積している状態なので，肥満度で過体重と判定された場合には体脂肪率の評価も行う．体脂肪率の推定法には，皮下脂肪厚を測定する方法（皮脂厚法）や生体インピーダンス法（BI法）などがある．

体脂肪率による判定基準は，測定法にかかわらず，男児は25％以上，女児は11歳未満では30％以上，11歳以上なら35％以上で過剰な脂肪蓄積ありと判定する．肥満度が＋20％以上で体脂肪率が有意に高ければ肥満であり，肥満度が＋20％以上でも体脂肪率が正常なら筋肉質という判定になる．

内臓脂肪型肥満の評価として，臍周囲長を測定する．身体計測から評価できる簡易診断法として臍周囲長や腹囲身長比〔臍周囲長（cm）/身長（cm）〕が使用される．子供では臍周囲長が80 cm以上（小学生では75 cm以上）または，腹囲身長比が0.5以上の場合には，内臓脂肪型肥満の疑いありと評価する．

2 血圧測定

身長や体重測定とともに血圧測定を行う．血圧を測定する際には，小児では適切なカフを選択することが重要である．肥満患児では，年齢にかかわらず上腕周囲長の40％を超える幅のカフを使用する．自動血圧計で連続3回以上測定し，すべての測定値を記録し，原則として3回目の測定値を採用する．ただし1回目，2回目の測定値も記録しておく．小児肥満症診療ガイドライン2017に沿って，高血圧治療ガイドライン2014における小児の年齢層別，性別高血圧基準に準拠して判定を行う（**表1**）[1]．

表1　小児の年代別，性別高血圧基準

	収縮期血圧（mmHg）	拡張期血圧（mmHg）
幼児	≧120	≧70
小学校低学年	≧130	≧80
高学年	≧135	≧80
中学校男子	≧140	≧85
女子	≧135	≧80
高等学校	≧140	≧85

3 自覚症状，身体所見

高度肥満の小児は，軽度の運動でも息切れや運動器の痛みを訴えることが多い．しかし通常，肥満の子供は無症状である．なかには倦怠感や上腹部の不快感，軽度の腹痛を訴える例もある．

身体所見では，身長体重のバランス（肥満なのに低身長がないか）の他に，皮膚所見では首や脇の下に観察される黒色表皮症の有無が重要である．黒色表皮症は高インスリン血症やインスリン抵抗性と関連が深く，2型糖尿病の発症リスクが高い．

その他の所見としては，Cushing徴候に伴うグルココルチコイド過剰により中心性肥満，皮膚線条や多毛がみられないか，甲状腺疾患の評価として甲状腺腫大の有無，四肢の小奇形（偽性副甲状腺機能低下症，Bardet-Biedl症候群，Carpenter症候群），腫瘍との関連を評価するために腹部腫瘤，また性腺機能低下（Prader-Willi症候群，Frohlich症候群など）もしくは月経異常や男性化徴候（Stein-Leventhal症候群）などと関連した二次性徴（陰茎，睾丸，陰毛，腋毛，乳房）について評価する．

4 画像検査

小児肥満症診療ガイドライン2017の診断基準では，B項目で非アルコール性脂肪性肝疾患（nonalcoholic fatty liver disease：NAFLD）はALT > AST，ALTが25 IU/Lで画像診断を推奨し，画像診断で脂肪肝を疑う所見の有無を評価することを推奨している．診断モダリティとしては，腹部エコー検査，腹部単純CT，MRIがあげられる．ただし，画像上，脂肪肝が疑われる子供が全例肥満症に関連したNAFLDと決めつけず，臨床像や血液検査所見などで他に脂肪肝を呈する疾患についての除外を並行して確認することを忘れないようにする．

1 腹部エコー

腹部エコー検査は低侵襲性であり，高い診断能をもち，小児に対して簡便に実施できることから汎用されている．肝臓に脂肪が蓄積され，その沈着の程度の評価については，検査実施者の主観に依存するという欠点はあるが，脂肪肝に特徴的とされる所見を評価する際には，実施者の技能に影響されにくいという長所がある．

● 肝腎コントラスト（図1 a）

皮下脂肪が厚く，通常は腹部エコーでの腹腔内臓器のスクリーニングは困難を極めるが，肝臓，胆嚢にターゲットを絞ることで，肥満に関連した所見

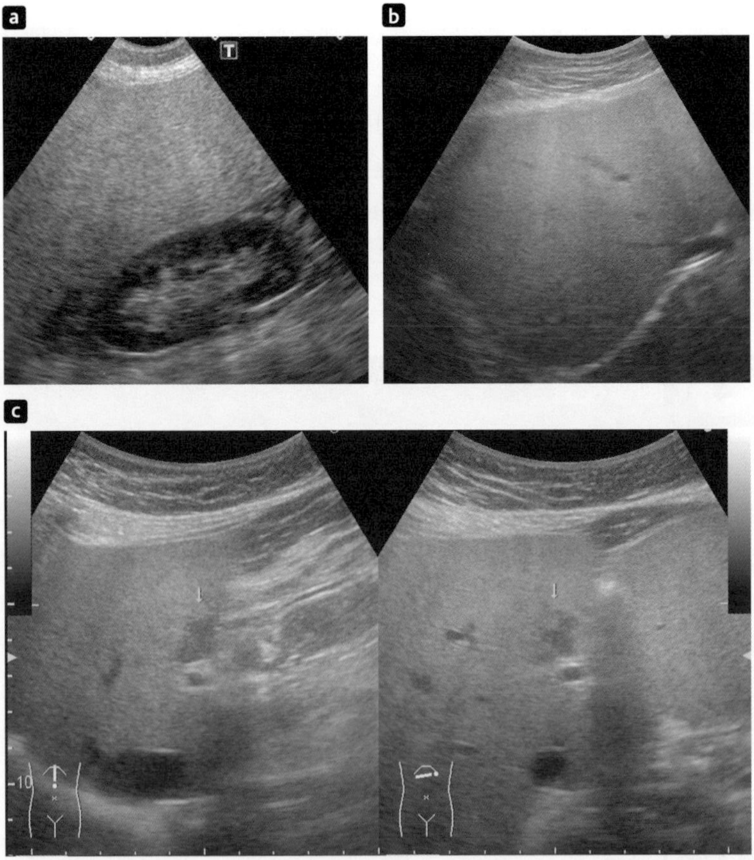

図1　肥満症患者における腹部超音波検査
a：肝腎コントラスト陽性，b：深部減衰，c：focal spared lesion

の有無を評価することができる．一般的には肝臓と脂肪の輝度の差が，肝臓への脂肪蓄積によりbright liverとよばれる肝高輝度となり，肝腎コントラストが出現する．

● **深部減衰（図1 b）**

肝腎コントラスト陽性の場合，肝輝度の変化に着目する．肥満関連の単純性脂肪肝であれば，脂肪による影響で超音波が散乱してしまい，深部でのエコー所見で深部減衰が生じる．

● **focal spared lesion（図1 c）**

脂肪肝における脂肪化がみられない，もしくはより脂肪化が弱い部位で観察される．多くは肝門部，胆囊周囲に接する肝表面でよく観察される所見である．

● **肝内脈管の不鮮明化**

エコー散乱の結果，肝臓内の脈管が不鮮明化する．

エコー検査の短所として，高度の肥満で皮下脂肪が厚い患児では，肝内に超音波が届きにくくなる結果，こうした特徴的な所見を評価することが難しくなる．また，肝高輝度を呈するその他の疾患として，ヘモクロマトーシスに伴う鉄沈着を疑う病歴がある場合，必要に応じて以下のCTやMRIによる画像検査を実施して評価を行う．

2 CT

内臓脂肪蓄積も評価することが可能で，最も診断能が高い検査ではあるが，被曝線量やコストの問題がある．前述したエコー検査で評価できない患児や，エコー輝度が高くなる鉄が蓄積する疾患の疑いが残る場合は，単純CTの適応となる場合がある．

小児肥満症診療ガイドライン2017のA項目に内臓脂肪型肥満の評価として，臍高で撮影した腹部CT検査で，内臓脂肪面積が60 cm^2 以上との記載があるが，放射線被曝の問題があるため，上記の評価のためのCT検査は頻回に行うべきではない．

3 MRI

MRIによる脂肪肝の検査では，体内の脂肪成分を選択的に強調することにより，肝臓全体の脂肪蓄積の程度を評価することが可能である．また，鉄が蓄積するヘモクロマトーシスとの鑑別が問題となる場合，MRIによる評価がCTより有用とされる．ヘモクロマトーシスであればT1強調像で肝臓と脾臓が同程度のintensityを呈するのに対し，T2強調像では低信号を呈する．

近年，肥満に関連した肝障害で線維化が進行している患者に対して，線維化の程度を弾性波測定することで，肝生検に代用することが試みられている．

5 血液検査

血液検査では肝機能，耐糖能異常，脂質，尿酸値に関するスクリーニングを行う．

1 肝機能障害

肝機能に問題がないかを調べる意味で，トランスアミナーゼ値により肝機能異常を認めるか評価する．しばしばALT優位のトランスアミナーゼの上昇や，γ-GTPの軽度の増加がみられることがある．肥満に伴う肝機能障害は，通常NAFLDの可能性が高いが，NAFLDと診断するためには，小児科としての検索で脂肪肝を生じ得るウイルス性肝炎，Wilson病などの代謝性疾患や薬剤性肝障害の除外を並行して進めることが必要である．

NAFLDのなかで，一部，非アルコール性脂肪肝炎（nonalcoholic steatohepatitis：NASH）への進行例が経験されることがある．アディポサイトカインバランスの乱れや腸内細菌叢の変調が，肝細胞炎症を引き起こし，NASHの病態を形成するとされる．こうした患児では，血液検査の肝線維化マーカー（血中ヒアルロン酸Ⅳ型コラーゲン7S，プロコラーゲンⅢペプチド），酸化ストレスマーカー，炎症性サイトカインの上昇を認める．線維化が進行するとAST/ALT比≧1となり，血小板減少を認める，いわゆる肝硬変に近い血液検査所見を認める場合がある．

2 2型糖尿病，耐糖能障害

日本人の小児2型糖尿病の発症には，インスリン抵抗性よりも血糖上昇に対する初期インスリン分泌反応の障害の影響が大きいとする報告がある．小児において，米国人が一般人口に占める肥満者の頻度が高いにもかかわらず，肥満頻度の低いアジア人よりも2型糖尿病の発症頻度が低いことが知られており，日本人は初期インスリン分泌反応が障害されているため，肥満の影響によりインスリン抵抗性が増大すると，軽度の肥満増悪でも2型糖尿病を発症しやすいと推測される[2)]．そのため，入院して検査を実施する場合には，耐糖能障害の有無を評価する．

筆者らの検査においては，空腹時血糖値，随時血糖値，HbA1c値などの他に，75g経口糖負荷試験（OGTT）を実施している．検査結果から，正常型，糖尿病型，境界型を判定する．

小児肥満症診療ガイドライン2017における耐糖能障害の判定は，日本糖尿病学会の糖尿病治療ガイド2016-2017に準拠している．空腹時血糖値 126mg/dL以上，随時血糖値 200mg/dL以上であり，HbA1c 6.5％以上の場合に糖尿病と診断する[3)]．

また糖尿病とは診断されない子供のうち，境界型はOGTT 2時間値 140～199mg/dL，空腹時血糖異常（空腹時血糖 100～125mg/dL）とされ，境界型と空腹時血糖異常の子供は，将来，糖尿病を発症する危険性が比較的高いことが知られている．

小児肥満症診療ガイドライン2017の診断基準のA項目で，2型糖尿病・耐糖能障害の基準は下記のように示されている．

①空腹時血糖値 126mg/dL,

②OGTT 2時間値 200mg/dL,

③75g経口糖負荷試験で境界型か糖尿病型,

④HbA1c 6.5％以上.

- 上記①②に④がある場合.
- 上記③がある場合.

3 脂質

小児期にコレステロールが高直であった場合，若年成人期における頸動脈エコーにおいて粥状動脈硬化に関連した内膜中膜複合体の肥厚が認められる．小児期からのLDL-コレステロール高値が，成人期における動脈硬化の危険因子であることなど，小児期の脂質異常症と動脈硬化に関連した危険因子が知られている．

肥満に合併する脂質異常症の大部分は，肥満に関連した続発性であり，高TG血症，低HDL-コレステロール血症，高LDL-コレステロール血症が多い．食後にTGやLDL-コレステロールが高値を呈することが知られており，脂質異常症を評価する際には原則として早朝空腹時採血で行う．

一方で通常の小児科外来では，厳密に空腹時採血を実施することは困難な場合もあり，随時採血の場合にはnon HDL-コレステロールを用いる．non HDL-コレステロールは，総コレステロールからHDL-コレステロールを減じて算出し，150 mg/dL以上であれば高値とする．

小児肥満症診療ガイドライン2017では，脂質異常症はB項目としてあげられている．高コレステロールの評価として，随時採血で総コレステロール220 mg/dL以上かつ/またはnon HDL-コレステロール 150 mg/dL以上，高TG血症かつ/または低HDL-コレステロール血症の評価として，空腹時採血でTG 120 mg/dL以上，かつ/またはHDL-コレステロール 40 mg/dL未満としている．

小児期メタボリックシンドロームの診断基準では，血清脂質異常項目としてTG 120 mg/dL以上かつ/またはHDL-コレステロール 40 mg/dL未満としている．

4 尿酸値

高尿酸血症と関連した疾患としては，痛風や尿路結石などがあげられるが，小児の発症は多くはない．一方，肥満に関連した生活習慣病として高尿酸血症を考えた場合，高尿酸血症に至った生活習慣が改善されないかぎり，肥満に関連した痛風や尿酸結石などが発症する危険性は，それまでの生活習慣の期間の長さに比例して増加すると考えられる．生活習慣に関連した発症を予防するという観点からも，小児期から適切に評価し，生活指導を開始することが望ましいと考えられる．

小児肥満症診療ガイドライン2017のB項目で，尿酸値については下記の基準で示されている．

- 小学生，中学生女児：尿酸値6.0 mg/dL以上．
- 中学生男児，高校生：尿酸値7.0 mg/dL以上．

6 早期動脈硬化

肥満に関連した動脈硬化による血管の病変は，小児期から出現していると報告されている．小児期の時点で早期に動脈硬化の有無を評価することは，その子供の将来の動脈硬化の悪化を予測する上で重要である．

小児肥満症診療ガイドライン2017ではA項目で早期動脈硬化の所見の有無を下記のように示している．

- 上腕足首脈波伝播速度（baPWV）が1,200 cm/秒以上．
- 血流依存性血管拡張反応（%FMD）が8.0以下．
- 総頸動脈のStiffness βが5.0以上，平均IMT（内中膜複合体厚）が0.55 mm以上．

筆者らは，このなかでも子供を対象とした検査として簡便かつ非侵襲的で再現性のある，頸動脈平滑筋の肥厚の有無を観察する頸動脈エコーをルーチンに実施している．

参考文献

1）日本高血圧学会高血圧治療ガイドライン作成委員会編：高血圧治療ガイドライン2019，ライフサイエンス出版，2019.
2）Kobayashi K, et al：Pathogenic factors of glucose intolerance in obese Japanese adolescents with type 2 diabetes. Metabolism, 49：186-191, 2000.
3）日本糖尿病学会編：糖尿病治療ガイド2016-2017, 文光堂, 2016.

［梅津守一郎］

4

肥満の判定のしかた

1 肥満とは —— 小児の肥満の定義

肥満は，エネルギー収支のバランスが乱れ，摂取エネルギーが消費エネルギーより多くなり，身体に脂肪組織が過剰に蓄積した状態である[1].

体重による階級がある柔道や相撲など，一部のスポーツでは摂取エネルギーを増やすことで体重を増やし，活躍することを求められることがあるので，単に体重が重いということが肥満ではない．患者の背景を理解し，体重だけではなく，体脂肪率が増えているかどうかも考慮し，肥満と判定することが重要である．

肥満診療に際して最初に必ず検討すべきことはCushing病（症候群）や頭蓋咽頭腫などの二次性肥満（症候性肥満）を鑑別することである．特に身長が−2SD以下の極端な低身長を伴う肥満，あるいは身長の伸びが悪い肥満は，二次性肥満の可能性が高い．これらの鑑別の詳細は「問診」（p.25），「検査」（p.35）の項目に譲り，本項では一次性肥満（原発性肥満）について述べる．

図1に小児の肥満と肥満症の概念を示す．肥満には“肥満症でない肥満”と“肥満症”があり，**“肥満症でない肥満”は「状態」であるが，“肥満症”は「疾患」であるため，それに併発する健康障害をきたしうることから医学的に減量などの指導や治療を必要とする．**

2 肥満を判定する意義

一昔前であれば，小児肥満はみんなよりよく食べて，ただ太っているだけの子として扱われていたかもしれない．しかし，小児肥満は“万病の元”であ

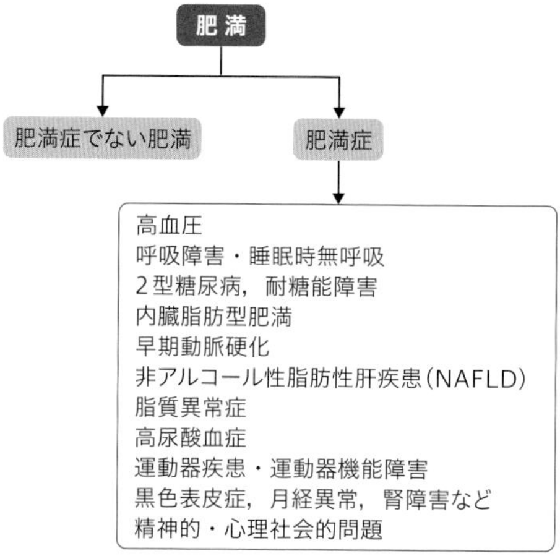

図1　小児の肥満，肥満症の概念
(日本肥満学会編：小児肥満症診療ガイドライン2017, 巻頭図表p.x, ライフサイエンス出版, 2017より)

り，小児期からの肥満対策が必要である．肥満を放置することにより，小児期から高血圧，糖代謝異常，脂質代謝異常，睡眠時無呼吸症候群(sleep apnea syndrome：SAS)，非アルコール性脂肪性肝疾患(nonalcoholic fatty liver disease：NAFLD)，高尿酸血症，早期動脈硬化などの身体的問題を引き起こすだけでなく，太っていることを友達に指摘され，自尊心の低下につながり，挙げ句の果てに不登校となる精神的・心理社会的問題も生じうる．また，月経異常，運動器の機能障害，腎疾患など日常生活上の多くの問題を生じる．

3 小児の肥満の判定には「肥満度」を使用する

わが国の成人では，BMI〔body mass index＝体重(kg)/身長(m)^2〕絶対値が25以上なら肥満とし，肥満の程度の判定は肥満度1度～4度の4段階である．一方，欧米ではBMI 30以上なら肥満(obese)と判定し，BMI 25以上30未満は過体重(over weight)と判定され，疾患とは考えられていない．このようにわが国の判定が欧米より低いBMIから肥満と定義しているのは，わが国では欧米諸国ほどの著明な肥満者は少ないが，BMI25を超えると，それに伴う健康障害が増えるためである．

一方，小児（18歳未満）では年齢にかかわらず，BMI絶対値は使用しない．その理由として，思春期のBMI絶対値は年齢が進むにつれて漸増し，同性同年齢でも身長の高い者は低い者よりもBMI絶対値が大きいことがあり，肥満症の長期治療経過中に肥満度が有意に改善しても，BMI絶対値では不変または増加を認める例がある[2]．BMIパーセンタイル値は，国際的には2歳以降で，85.0～94.5パーセンタイルの場合を過体重，95パーセンタイル以上を肥満と判定している[3]．しかし，①複雑な計算式のため算出には計算ソフトが必要，②各パーセンタイル値相当の体重と性別身長別標準体重※による肥満度を比べると，年齢に伴い，あるいは同年齢では身長が高いほど肥満度が大きくなる，③肥満が高度であるほど肥満の程度の差が理解しにくくなる，④人種差に基づく合併症にいたるBMIの多様性などの問題点がある．

このようなことから，小児の肥満判定には肥満度を使用することとされている．わが国においては，統計学的な根拠のある標準体重をもとにした肥満度が利用可能であるため，BMIパーセンタイルを使用する利点はない．

肥満度は，下記の計算式で得られる体格指数である．

肥満度＝〔(実測体重－標準体重)/標準体重〕×100(%)

標準体重は，学校保健統計による性・年齢・身長別の標準体重（2000年度に厚生労働省および文部科学省が発表したデータ）を使用する（**表1**）．

6歳未満では肥満度＋15％以上，6歳以上18歳未満では肥満度＋20％以上であれば肥満と判定し，肥満の程度はそれぞれ3段階に細分類されている（**表2**）．注意すべきは，肥満度そのものが体脂肪量，あるいは体脂肪率を表しているわけではない．あくまでも体脂肪量と体重が比例するという前提のもとで成り立っており，肥満度は体脂肪量を示す代替指標である．

※：身体計測値の標準値は，「その個体にとって生物学的に最もふさわしい身体計測値」と定義されるが，小児を含むヒトにおいて，生物学的に最もふさわしい身体計測値を具体的に定義することは不可能である．わが国では文部科学省が学校保健統計調査として毎年満5歳～17歳の幼児・児童の，厚生労働省が10年ごとに生後14日以上～小学校就学前の乳児・幼児の性別年齢別小児身体計測値データを発表している．また，日本人成熟に関するsecular trend（傾向変動）は2000年に男女ともに終了した．これらのことから2000年度の標準体重を用いている[1]．

表1　性別・身長別標準体重

男子

	年齢			年齢			年齢	
身長(cm)	1～5歳	6歳以上	身長(cm)	1～5歳	6歳以上	身長(cm)	1～5歳	6歳以上
70	8.5		120	22.2	22.0	170		58.3
71	8.6		121		22.5	171		59.2
72	8.8		122		22.9	172		60.1
73	9.0		123		23.4	173		60.9
74	9.2		124		23.9	174		61.7
75	9.4		125		24.4	175		62.5
76	9.6		126		24.9	176		63.2
77	9.8		127		25.4	177		64.0
78	10.0		128		26.0	178		64.7
79	10.2		129		26.5	179		65.4
80	10.4		130		27.1	180		66.0
81	10.6		131		27.6	181		66.6
82	10.8		132		28.2	182		67.2
83	11.0		133		28.8	183		67.8
84	11.3		134		29.4	184		68.3
85	11.5		135		30.0			
86	11.7		136		30.7			
87	12.0		137		31.3			
88	12.2		138		32.0			
89	12.5		139		32.6			
90	12.7		140		33.3			
91	13.0		141		34.0			
92	13.2		142		34.8			
93	13.5		143		35.5			
94	13.8		144		36.2			
95	14.0		145		37.0			
96	14.3		146		37.7			
97	14.6		147		38.4			
98	14.9		148		39.2			
99	15.2		149		39.9			
100	15.5		150		40.6			
101	15.8	15.2	151		41.4			
102	16.1	15.4	152		42.2			
103	16.4	15.7	153		43.1			
104	16.7	16.0	154		43.9			
105	17.0	16.3	155		44.8			
106	17.3	16.7	156		45.7			
107	17.6	17.0	157		46.5			
108	18.0	17.3	158		47.4			
109	18.3	17.7	159		48.3			
110	18.6	18.0	160		49.3			
111	19.0	18.4	161		50.2			
112	19.3	18.7	162		51.1			
113	19.7	19.1	163		52.0			
114	20.0	19.5	164		52.9			
115	20.4	19.9	165		53.9			
116	20.7	20.3	166		54.8			
117	21.1	20.7	167		55.7			
118	21.5	21.1	168		56.6			
119	21.8	21.6	169		57.5			

(kg)

女子

	年齢			年齢			年齢	
身長(cm)	1～5歳	6歳以上	身長(cm)	1～5歳	6歳以上	身長(cm)	1～5歳	6歳以上
70	8.2		120	22.6	21.9	170		58.9
71	8.4		121		22.3	171		59.8
72	8.6		122		22.8			
73	8.7		123		23.2			
74	8.9		124		23.7			
75	9.1		125		24.2			
76	9.3		126		24.6			
77	9.5		127		25.1			
78	9.7		128		25.7			
79	9.9		129		26.2			
80	10.1		130		26.7			
81	10.3		131		27.3			
82	10.5		132		27.9			
83	10.8		133		28.4			
84	11.0		134		29.1			
85	11.2		135		29.7			
86	11.5		136		30.3			
87	11.7		137		31.0			
88	12.0		138		31.7			
89	12.2		139		32.4			
90	12.5		140		33.2			
91	12.7		141		33.9			
92	13.0		142		34.7			
93	13.3		143		35.6			
94	13.6		144		36.6			
95	13.9		145		37.6			
96	14.1		146		38.7			
97	14.4		147		39.9			
98	14.7		148		41.0			
99	15.0		149		42.2			
100	15.4		150		43.4			
101	15.7	14.7	151		44.4			
102	16.0	15.0	152		45.4			
103	16.3	15.4	153		46.3			
104	16.6	15.8	154		47.1			
105	17.0	16.2	155		47.9			
106	17.3	16.5	156		48.7			
107	17.7	16.9	157		49.4			
108	18.0	17.3	158		50.1			
109	18.4	17.7	159		50.8			
110	18.7	18.0	160		51.5			
111	19.1	18.4	161		52.2			
112	19.5	18.8	162		52.9			
113	19.8	19.1	163		53.5			
114	20.2	19.5	164		54.2			
115	20.6	19.9	165		54.9			
116	21.0	20.3	166		55.6			
117	21.4	20.7	167		56.4			
118	21.8	21.1	168		57.2			
119	22.2	21.5	169		58.0			

(kg)

〔日本小児内分泌学会：性別・身長別標準体重（http://jspe.umin.jp/medical/files/fuhyo3.pdf）より〕

表2　肥満の判定

	肥満度*1			
年齢	6歳未満		6歳以上18歳未満	
基準値	文部科学省学校保健統計調査報告書データ（2000年）に基づく標準体重			
肥満の診断	+15%以上		+20%以上かつ体脂肪率が有意に増加した状態*2	
肥満の細分類	+15%以上+20%未満 +20%以上+30%未満 +30%以上	ふとりぎみ ややふとりすぎ ふとりすぎ	軽度肥満 中等度肥満 高度肥満	+20〜30% +30〜50% +50%以上

*1：肥満度＝〔（実測体重－標準体重）/標準体重〕×100（%）
*2：体脂肪率：男児は25%以上．女児は30%以上（11歳未満），35%以上（11歳以上）．

（文献5, 6を参考に作成）

4 体脂肪蓄積の判定法

体脂肪蓄積の判定には体脂肪率を使用する．

測定法にかかわらず，

- 18歳未満の男子は体脂肪率25％以上．
- 11歳未満の女子は30％以上，11歳以上18歳未満の女子は35％以上．

であれば，過脂肪状態と判定する（**表2**）．

体脂肪測定法には**表3**のような検査法があるが，基準値は，最も測定精度

表3　体脂肪測定法の種類

生体インピーダンス法 （単周波数方式，多周波数方式）	簡便性，経済性に優れる．
皮脂厚法	簡便性，経済性に優れる．上腕伸側と肩甲骨下の脂肪厚を測定するが，より病的意義が強い内臓脂肪を計算に入れていない．また，測定には熟練を要す．
二重エネルギーX線吸収法 （dual energy X-ray absorptiometry：DXA）	精度は非常に高いが，被曝量は極めて少ないながらX線を用いるため設置場所がかぎられる．
水中体重秤量法	ゴールドスタンダードだが研究室レベルの使用にかぎられ，日常診療には用いられない．
その他，重水法，K法	—

の高いDXA法で設定されている．

筆者らの施設では，体脂肪測定は生体インピーダンス法を用いたインボディ社のInBodyを使用している．InBodyは全身に微弱な電流を流し，インピーダンスとよばれる電気抵抗値を得るために電圧を測定する．このインピーダンスを用いて人体の体水分量を計算する．水分が多ければ多いほどインピーダンスは低くなるため，脂肪に比べ水分量が多い筋肉が豊富な症例では，インピーダンスが低くなる．実際の測定機器と検査の様子を**図2**，**図3**に，小児

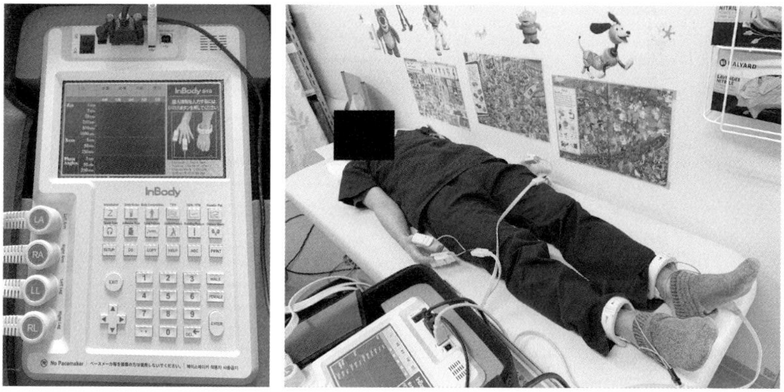

図2　InBody S10
両側の第1指，第3指と足関節にセンサーを装着して測定する．持ち運びが可能なため，当院では病棟に入院している症例に使用している．

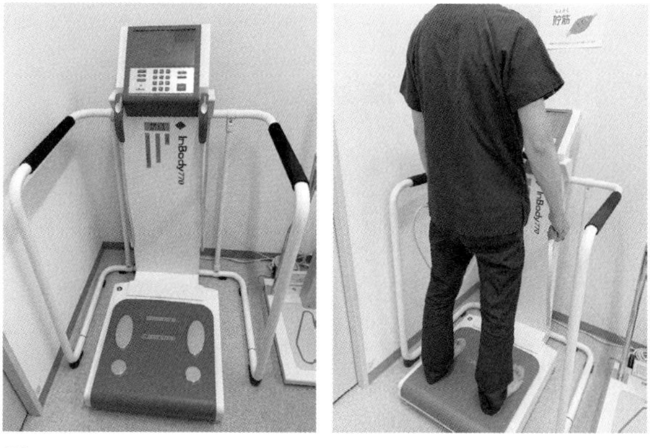

図3　InBody 770
60秒で測定可能．据え付けのため，当院では外来の症例に使用している．

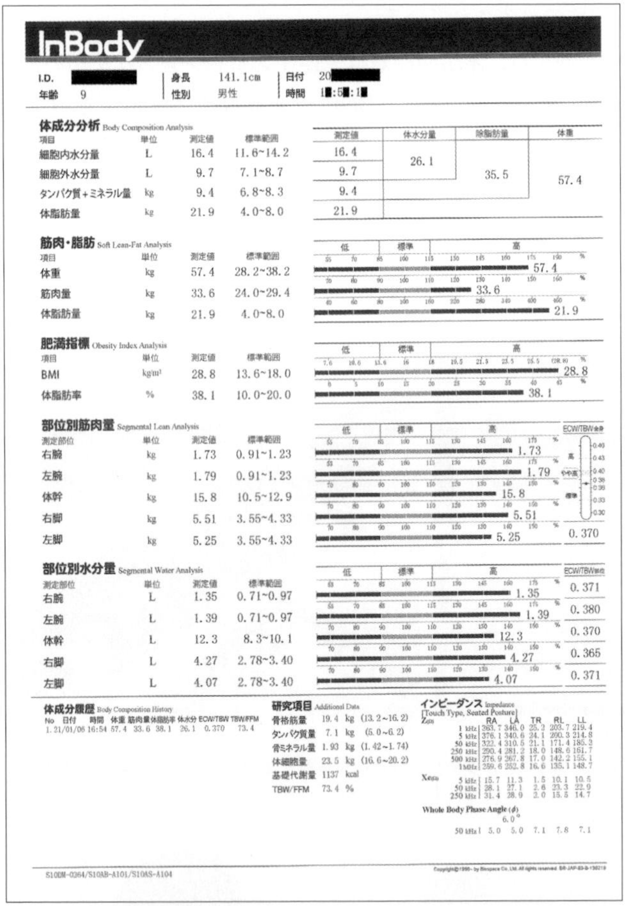

InBody

I.D.	[redacted]	身長	141. 1cm	日付	20[redacted]
年齢	9	性別	男性	時間	1[redacted]:5[redacted]:1[redacted]

体成分分析 Body Composition Analysis

項目	単位	測定値	標準範囲
細胞内水分量	L	16. 4	11. 6~14. 2
細胞外水分量	L	9. 7	7. 1~8. 7
タンパク質＋ミネラル量	kg	9. 4	6. 8~8. 3
体脂肪量	kg	21. 9	4. 0~8. 0

測定値	体水分量	除脂肪量	体重
16. 4	26. 1	35. 5	57. 4
9. 7			
9. 4			
21. 9			

筋肉・脂肪 Soft Lean-Fat Analysis

項目	単位	測定値	標準範囲	低／標準／高
体重	kg	57. 4	28. 2~38. 2	57. 4
筋肉量	kg	33. 6	24. 0~29. 4	33. 6
体脂肪量	kg	21. 9	4. 0~8. 0	21. 9

肥満指標 Obesity Index Analysis

項目	単位	測定値	標準範囲	低／標準／高
BMI	kg/m²	28. 8	13. 6~18. 0	28. 8
体脂肪率	%	38. 1	10. 0~20. 0	38. 1

部位別筋肉量 Segmental Lean Analysis

測定部位	単位	測定値	標準範囲	低／標準／高
右腕	kg	1. 73	0. 91~1. 23	1. 73
左腕	kg	1. 79	0. 91~1. 23	1. 79
体幹	kg	15. 8	10. 5~12. 9	15. 8
右脚	kg	5. 51	3. 55~4. 33	5. 51
左脚	kg	5. 25	3. 55~4. 33	5. 25

ECW/TBW全身　高　やや高　標準　0. 370

部位別水分量 Segmental Water Analysis

測定部位	単位	測定値	標準範囲	低／標準／高	ECW/TBW部位
右腕	L	1. 35	0. 71~0. 97	1. 35	0. 371
左腕	L	1. 39	0. 71~0. 97	1. 39	0. 380
体幹	L	12. 3	8. 3~10. 1	12. 3	0. 370
右脚	L	4. 27	2. 78~3. 40	4. 27	0. 365
左脚	L	4. 07	2. 78~3. 40	4. 07	0. 371

体成分履歴 Body Composition History

No	日付	時間	体重	筋肉量	体脂肪率	体水分	ECW/TBW	TBW/FFM
1.	21/01/06	16:54	57. 4	33. 6	38. 1	26. 1	0. 370	73. 4

研究項目 Additional Data

骨格筋量	19. 4	kg	(13. 2~16. 2)
タンパク質量	7. 1	kg	(6. 0~6. 2)
骨ミネラル量	1. 93	kg	(1. 42~1. 74)
体細胞量	23. 5	kg	(16. 6~20. 2)
基礎代謝量	1137	kcal	
TBW/FFM	73. 4	%	

インピーダンス Impedance
[Touch Type, Seated Posture]

		RA	LA	TR	RL	LL
Z(Ω)	1 kHz	363. 7	346. 0	25. 2	203. 7	219. 4
	5 kHz	376. 1	340. 6	24. 1	200. 3	214. 8
	50 kHz	322. 4	310. 5	21. 1	171. 4	185. 3
	250 kHz	290. 4	281. 2	18. 0	148. 6	161. 7
	500 kHz	276. 9	267. 8	17. 0	142. 2	155. 1
	1MHz	259. 6	252. 8	16. 6	135. 1	148. 7
Xc(Ω)	5 kHz	15. 7	11. 3	1. 5	10. 1	10. 5
	50 kHz	28. 1	27. 1	2. 6	23. 3	22. 9
	250 kHz	31. 4	28. 9	2. 0	15. 5	14. 7

Whole Body Phase Angle (φ)
6. 0°

	RA	LA	TR	RL	LL
50 kHz	5. 0	5. 0	7. 1	7. 8	7. 1

S10DM-0364/S10AB-A101/S10AS-A104

Copyright© 1996- by Biospace Co., Ltd. All rights reserved BR-JAP-83-B-130219

図4　小児でのInBODYの測定例

での測定データの例を**図4**に示す．

InBodyの利点は，多周波数のインピーダンス測定により，水分バランスの崩れている患者に対し，より正確な水分量や筋肉量が測定できる，測定電極が多いため体幹，両上肢，両下肢と各部位を単独で測定できることがあげられる．

一方で，InBodyは高額な機器であるため，クリニックなどで測定する場合には，タニタなどが販売している体重計に体脂肪測定機能が付属した家庭用体組成計が比較的安価であろう．多くの家庭用体組成計は，単周波測定であること，測定電極が少ないこと，人体を1つの円柱として測定することなどから，正確に体組成を測定することが難しいとされてきたが，最近では多周波数測定が可能な機器も開発されている．InBody S10とタニタRD-800およびBC-622における機種の異なる体組成計の読み替えに関する研究はあるものの，インピーダンス法による体組成の推定方法がブラックボックス化されているため，確実な考察はできないとされる．一方，体脂肪量と総筋肉量に関しては，タニタのRD-800およびBC-622のデータをInBody S10に読み替えることは可能と報告されている[7]．

5 実臨床では

まず大前提として，成長曲線をプロットする癖をつける．日々忙しい診療の中で成長曲線をプロットすることは容易ではないが，**肥満を疑ったら肥満度を計算する**(**表2**)．標準体重の求め方は複雑な計算式もあるが，筆者らは**表1**の日本小児内分泌学会の性別・身長別標準体重を使用している．肥満度の計算から肥満と判定したら，さらに腹囲を測定することで，肥満症(p.52)やメタボリックシンドローム(p.56)の診断・早期発見につなげていく．

参考文献

1) 日本成長学会：日本人小児の体格の評価に関する基本的な考え方(http://www.auxology.jp/disclosure/ja-children)．
2) 村田光範：肥満度，BMI，身長・体重成長曲線，そして子どもの肥満－思春期の子どもの体格評価指数としてのBMIの問題点．日本成長学会雑誌，20：51-64, 2014.
3) Styne DM, et al：Pediatric Obesity-Assessment, Treatment, and Prevention: An Endocrine Society Clinical Practice Guideline. J Clin Endocrinol Metab, 102：709-757, 2017.
4) 日本小児内分泌学会：日本人小児の体格の評価，性別・身長別標準体重(http://jspe.umin.jp/medical/files/fuhyo3.pdf)．
5) 井ノ口美香子：小児肥満の臨床実践ガイドライン―「米国のガイドライン」と「日本のガイドライン」の違い―．慶應保健研究，36(1)：61-66, 2018.
6) 原光彦 他：幼児肥満ガイド，日本小児医療保健協議会栄養委員会小児肥満小委員会編(http://www.jpeds.or.jp/modules/guidelines/index.php?content_id=110)．
7) 酒元誠治 他：3種類の体組成測定機の互換性の検討．健康科学研究，3(1)：33-45, 2019.

[小林宗也]

5

肥満症の診断のしかた

1 肥満症とは ― 小児の肥満症の診断基準

6歳から18歳未満における小児肥満症の診断基準を**表1**に示す．診断にあたっては**図1**のフローチャートを参照する．

表1　小児肥満症の診断基準

適用年齢	6歳から18歳未満
肥満症診断	A項目：肥満治療を必要とする医学的異常 B項目：肥満と関連が深い代謝異常 参考項目：身体的因子や生活面の問題 肥満の程度を勘案して判定する方法のみ (1) A項目を1つ有するもの (2) 肥満度が＋50％以上でB項目の1つ以上を満たす (3) 肥満度が50％未満でB項目の2つ以上を満たすものを小児肥満症と診断する（参考項目は2つ以上あれば，B項目1つと同等とする）
診断基準に含まれる肥満に伴う健康障害	A項目 1) 高血圧 2) 睡眠時無呼吸症候群などの換気障害 3) 2型糖尿病・耐糖能障害 4) 内臓脂肪型肥満 5) 早期動脈硬化症 B項目 1) 非アルコール性脂肪性肝疾患（NAFLD） 2) 高インスリン血症かつ/または黒色表皮症 3) 高TC血症かつ/または高non HDL-C血症 4) 高TG血症かつ/または低HDL-C血症 5) 高尿酸血症 参考項目 1) 皮膚線条などの皮膚所見 2) 肥満に起因する運動器機能障害 3) 月経異常 4) 肥満に起因する不登校・いじめなど 5) 低出生体重児または高出生体重児

（日本肥満学会編：小児肥満症診療ガイドライン2017, 巻頭図表p. ix，ライフサイエンス出版, 2017より）

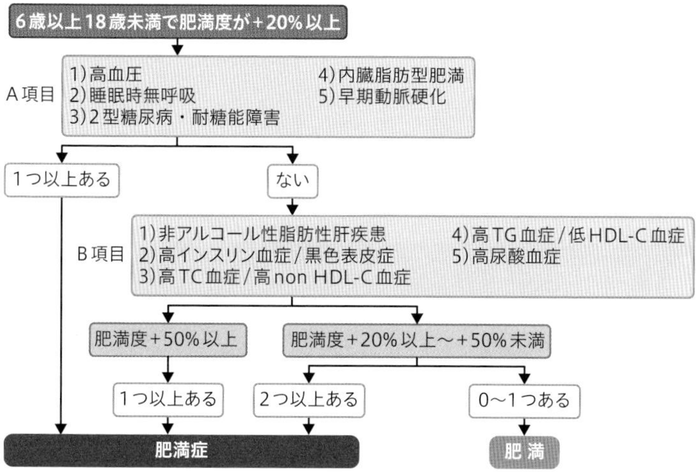

参考項目(2つ以上でB項目1つと同等に扱う)

1)皮膚線条などの皮膚所見
2)肥満に起因する運動器機能障害(既往あり，運動器健診で要受診，体育不参加)
3)月経異常(続発性無月経が1年6か月以上持続)
4)肥満に起因する不登校，いじめなど
5)低出生体重児または高出生体重児(出生時体重：2500g未満または4000g以上)

●A項目の具体的なカットオフ値

1)高血圧
小学1〜3年生　：収縮期130mmHg以上かつ/または拡張期80mmHg以上
小学4〜6年生と中学女児：収縮期135mmHg以上かつ/または拡張期80mmHg以上
中学男児と高校生　：収縮期140mmHg以上かつ/または拡張期85mmHg以上

2)睡眠時無呼吸
睡眠中に，いびきや閉塞性呼吸障害を伴う5秒以上の呼吸停止が1時間に1回以上

3)2型糖尿病・耐糖能障害(血糖値：mg/dL)
①空腹時血糖値126以上，②随時血糖値200以上，③75g経口糖負荷試験≧200，④HbA1c 6.5%以上
・初診時で①-④のいずれかを認めた場合は「糖尿病型」と診断する.
・別の日に再検査を行い，再び「糖尿病型」が確認されれば糖尿病と診断する.
・①-③のいずれかと④が確認されれば，初回検査だけでも糖尿病と診断する.
・耐糖能異常(impaired glucose tolerance：IGT)とは，空腹時血糖値<126，140≦OGTT 2時間値<200の場合である.
・100≦空腹時血糖値<110の者は「正常高値」とされる.

4)内臓脂肪型肥満(臍周囲でも腹部CTでも判定可能)
ウエスト周囲長：小学生75cm以上，中学生80cm以上かつ/またはウエスト身長比0.5以上
臍高で撮影した腹部CT検査で内臓脂肪面積が60c㎡以上

5)早期動脈硬化(測定法を問わず基準値を超える場合)
上腕足首脈波伝播速度(baPWV)が1200cm/秒以上
血流依存性血管拡張反応(%FMD)が8.0以下
総頚動脈のStiffnessβが5.0以上，平均IMTが0.55mm以上

●B項目の具体的なカットオフ値

1)非アルコール性脂肪性肝疾患
ALT>AST，ALTが25U/Lで画像診断推奨．画像診断で脂肪肝所見あり

2)高インスリン血症かつ/または黒色表皮症
空腹時のインスリンが15μU/mL以上．黒色表皮症は頚部で判定

3)高コレステロール血症
随時採血で，総コレステロール220mg/dL以上かつ/またはnon HDL-C150mg/dL以上

4)高中性脂肪血症かつ/または低HDL-C血症
空腹時採血で，中性脂肪120mg/dL，かつ/またはHDL-Cが40mg/dL未満

5)高尿酸血症
小学生，中学生女児：尿酸値6.0mg/dL以上，中学生男児，高校生：尿酸値7.0mg/dL以上

図1　小児肥満症診断のフローチャート
(原光彦：小児肥満症と診療ガイドラインについて．小児保健研究，77(6)：563, 2018を一部改変)

なお，6歳未満において肥満症という概念はないが，学童期，思春期の肥満は幼児期から徐々に体脂肪が蓄積していくことにより形成される．6歳未満においては，肥満の判定（太りぎみ，やや太りすぎ，太りすぎ）のみである（肥満の判定のしかた，p.48の**表2**）．これは6歳未満の幼児肥満では，現実問題として，肥満症に関連する健康障害が非常に少ないためである．

2 実臨床では

筆者らの経験では，**表1**の判定基準「(1) A項目を1つ有するもの」を満たして，肥満症の診断にいたることが多い．小児でのCT検査は被曝の影響を考慮すると，A項目の「4) 内臓脂肪型肥満」のウエスト身長比が，最も簡便かつ非侵襲的な診断法であろう．診察時に腹囲を測定し，身長の半分以上が腹囲であれば「内臓脂肪型肥満」の判定であり，外来でも簡便に評価ができる．

また，A項目の「1) 高血圧」の判定基準を満たす症例もみられるが，小児肥満では特に血圧測定時のカフの選択は重要である．年齢にかかわらず上腕周囲長の40％以上の幅のカフを使用する．小児でも上腕周囲長34 cm以上では，成人用大型カフを使用する．その際，カフの長さが上腕長よりも長く，肘関節を超える場合は，正確な血圧測定はできない．1回目の測定値は2回目以降

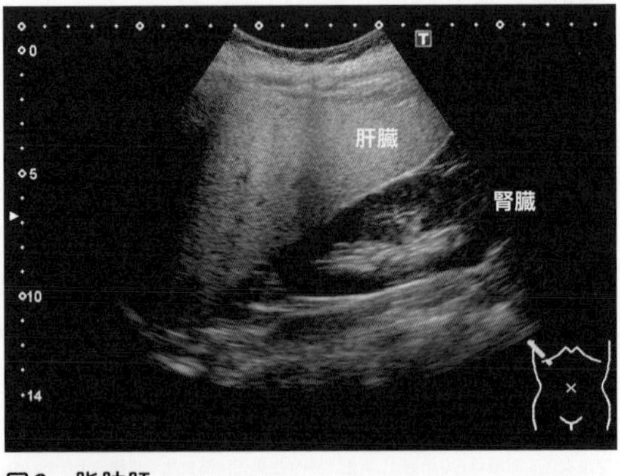

図2　脂肪肝
腹部超音波検査による肝腎コントラスト陽性所見．肝臓のエコー輝度が亢進し，腎臓のエコー輝度が低下している．

に比べて明らかに高値であるため，採用すべきではない．したがって，実際の診療では，連続して3回測定することが望ましいが，3回目の値，最も低い値，2回目と3回目の平均値のいずれを採用するか，決まりはない．

筆者らの施設では，入院精査の際には併せて腹部エコー検査，頸動脈エコー検査，経口ブドウ糖負荷試験（OGTT）を施行している．腹部エコー検査を施行することで，肝腎コントラスト（肝臓に脂肪が蓄積すると肝臓は高エコーに，腎臓は低エコーに描出される）の有無を評価し，脂肪肝の有無を確認する（**図2**）．

さらに血液検査では，尿酸値，コレステロール値，血糖値，HbA1cのみならず，トランスアミナーゼ値（特にALT）を評価し，生活指導を行っても年齢ごとの基準値を上回る高値が6か月以上持続する場合は，NAFLD/NASHを疑い，肝生検を考慮している．

小児でも，成人と同様に閉塞性睡眠時無呼吸症候群（OSAS）の診断は，原則，睡眠ポリグラフ検査に基づく．いびきや睡眠中の呼吸停止など問診から強く疑う場合は，検査可能な施設で施行することが望ましい．

身体所見では，黒色表皮症を認める症例が散見される．黒色表皮症は腋窩ではなく，再現性が最も高い頸部で評価する[3)]．

参考文献

1）日本肥満学会編：小児肥満症診療ガイドライン2017，ライフサイエンス出版，2017．
2）原光彦：小児肥満症と診療ガイドラインについて．小児保健研究，77（6）：560-563，2018．
3）Burke JP, et al：A quantitative scale of acanthosis nigricans. Diabetes Care, 22：1655-1659, 1999.

［小林宗也］

6 メタボリックシンドロームの診断のしかた

1 小児のメタボリックシンドロームの診断基準

日常診療において肥満体型な子供を目の前にしたときに，それを個性の範疇として受け止めてよいのか，病的なものとして治療介入が必要かを判断することはとても大切である．その判断材料として，小児肥満症および小児メタボリックシンドロームの診断基準が重要になる．

小児のメタボリックシンドロームの診断基準を**表1**[1)]に示す．

肥満症の診断基準では「肥満度」を満たすことが必須であるが，**メタボリックシンドロームの診断基準においては，病態の基本として「腹部内臓肥満」が必須になる**．本来であれば，腹部CTによる評価が必要であるが，すべての症

表1　日本人小児のメタボリックシンドロームの診断基準（6～15歳）（厚生労働省研究班）

下記の①があり，②～④のうち2項目を有する場合に，メタボリックシンドロームと診断する． ①腹囲80cm以上 ②血清脂質　中性脂肪120mg/dL以上　かつ/または 　　　　　　HDLコレステロール40mg/dL未満 ③血圧　収縮期血圧125mmHg以上　かつ/または 　　　　拡張期血圧70mmHg以上 ④空腹時血糖　100mg/dL以上 【注】 ・腹囲/身長比が0.5以上あれば，項目①に該当するとする． ・小学生では腹囲75cm以上で項目①に該当するとする． ・上記②と④の基準は，空腹時採血における基準である．食後採血の場合，食後2時間以降で中性脂肪150mg/dL以上，血糖100mg/dL以上を有所見とする．

（文献1より）

例に対してCT検査を行うことは現実的ではないため，腹囲で代用されている．そのため腹囲が基準を満たすことが必須項目となっている．

腹囲の他に，①脂質異常（高TG血症，低HDL-C血症），②高血圧，③空腹時高血糖の3つの動脈硬化因子のうち，2つが該当する場合に，小児メタボリックシンドロームと診断される．

肥満体型の子供の診療では，まず腹囲を測定し，腹囲診断基準を満たす場合には，血圧測定，血液検査も追加で行って，判定する．腹囲はどこでも簡便に測定できる指標であり，肥満治療の経過指標としても有用であると考えられる．

日本では2002年に小児肥満症の診断基準が作成され，2008年に小児メタボリックシンドロームの診断基準が作成された[1)]．この基準を用いると，6～15歳の小児全体の1～2%が小児メタボリックシンドロームの診断基準を満たすことになる．また，肥満児にかぎってあてはめてみると，10～25%が基準を満たすと報告されている[2)]．

2 肥満症とメタボリックシンドロームは何が異なるのか？

小児肥満症診断基準と小児メタボリックシンドローム診断基準では，いずれの基準にも，肥満であること以外に，高脂血や脂質代謝異常，耐糖能異常が含まれており，一見すると非常に似た基準にも思われるが，何が異なるのだろうか？これを理解する上では，少し歴史的な経緯も把握しておく必要がある．

「肥満症」という疾患概念は，2000年に日本肥満学会が世界で初めて提唱した概念で，健康障害を合併するか，その合併が予想される場合で，医学的な管理が必要な肥満を疾患単位として定義している[3)]．

一方で「メタボリックシンドローム」という概念は，1980年代頃から，心筋梗塞などの動脈硬化性疾患に関する研究において，腹部肥満に合併した脂質異常・高血圧・耐糖能異常がリスク因子であることが明らかにされたことを背景に，「心血管疾患を予防するための予防医学上の病態概念」としてもたらされた経緯がある．

すなわち，「肥満症」は疾患単位として定義された疾患名であり，一方で「メタボリックシンドローム」は心血管疾患を予防する目的で考案された，将来的な心血管疾患のリスクが高い状態（病態）を示している，と理解することができる．

3 小児期から成人期のメタボリックシンドロームへの移行を回避するために重要

また，メタボリックシンドロームの診断基準は，成人の基準と小児の基準ともに，同じ評価項目が設定されている．これは，メタボリックシンドロームの概念自体に予防医学的な意味合いが強く，小児期から成人期への移行，すなわち小児期の段階から，生活習慣に関する予防活動を行うことの重要性が反映されているためである．

小児期に，肥満症に起因する虚血性心血管疾患を発症することはまずないが，動脈硬化性変化が潜在的に起こりうることは，これまでの研究から明らかにされている．原らは，血管壁の硬さを反映するStiffness βと内臓脂肪蓄積との間に正の相関があり，学童期から，肥満に伴って頸動脈のStiffnessが亢進することを報告している[4)]．

こうした研究結果もふまえ，小児メタボリックシンドロームの判定を行うことは，成人期のメタボリックシンドロームへの移行を回避するための予防医学的観点から，とても重要な視点となる．このため，日常診療において肥満体型の子供を目の前にした際には，メタボリックシンドロームの基準に該当するか，ぜひ確認していただきたい．

参考文献

1）大関武彦：小児のメタボリックシンドローム概念と日本人小児の診断基準（循環器疾患等生活習慣病対策総合研究事業）「小児期メタボリック症候群の概念，病態，診断基準の確立及び効果的介入に関するコホート研究」平成19年度総合研究報告書，ppl 4, 2008.

2）花木啓一：日本小児のメタボリックシンドロームの現状．小児メタボリックシンドローム，p.22-23, 中山書店，2009.

3）日本肥満学会肥満症診断基準検討委員会：新しい肥満の判定と肥満症の診断基準．肥満研究，6：18-28, 2000.

4）原光彦 他：肥満小児における早期動脈硬化の評価について．肥満研究，12：25-30, 2006.

［角田知之］

第3章

子供の肥満の治療への
アプローチとホームケア

1

目標による治療管理とモチベーション維持

ビジネスの世界では「MBO」という言葉が用いられている．MBOとは“Management by Objectives”の略で，日本語では“目標管理”と訳されることが多いが，英語を見てわかるように“目標による管理”が正しい．これは世界的に有名な経営学者のピーター・F・ドラッカーが提唱した理論で，日本でも多くの企業が取り入れている目標管理の手法である．

日本語の“管理”という言葉には，強制されたり，監視されたりというニュアンスが含まれる場合があり，あまりポジティブに感じられない人もいるかもしれない．しかし，ドラッカーは「MBOの最大の利点は，支配によるマネジメントを自己管理によるマネジメントに置き換えることにある」と述べている．

本項のタイトルは，ドラッカーのMBOの概念に習い，“目標による治療管理”とした．つまり肥満治療で言うと，医療従事者側から“強制的にやらされる治療”を“自己管理による治療”に置き換えることが目的となる．そして，それは本書の第3章に含まれる肥満治療に関するすべての項目を通じて言えることである．

1 浦島太郎はなぜ，玉手箱を開けたのか？——肥満治療へのヒント

昔話の「浦島太郎」の物語は，読者の方々も一度は聞いたことがあると思う．助けた亀に連れられて竜宮城へ来た浦島太郎．豪華な食事や鯛や平目の舞い踊りで，乙姫様からもてなしを受け，楽しく過ごしていたが，ふと故郷を思い出し，帰りたいと申し出る．そして，乙姫様から「決して開けないでください」と言われて玉手箱をもらい，地上へ帰ることに．すると，あるはずの場所

に家はなく，知っている人も誰もいない．あたりを調べてみると，自分が竜宮城へ行っているうちに，とてつもなく長い時間が経過していたことに浦島太郎は気づく．そして，「開けないでください」と言われた玉手箱を開けてしまい，白髪と皺だらけのおじいさんになってしまった．

さて，浦島太郎はなぜ「開けてはいけません」と言われた玉手箱を開けてしまったのだろうか？

昔話の「鶴の恩返し」でも，娘（鶴）に機を織る間は「決してのぞかないでくださいね」と言われたのにのぞいてしまい，鶴は帰ってしまった．

実はこれは催眠療法の世界では「否定命令」とよばれる言語パターンなのである．「やせたくない人は続きを読まないでください」というような広告を見たことはないだろうか？ これも「否定命令」の言語パターンである．筆者の催眠療法の師であるKris Hallbom先生が，若い頃にガソリンスタンドで，「給油ノズルを戻すのを忘れないでくださいね」と店員に言われたそうだ．そして彼女は，「給油ノズルを戻すのを忘れない」と頭の中で繰り返していたにもかかわらず，給油ノズルを車の給油口から抜き忘れて，そのまま車を発進させてしまった．その後に何が起こったかは想像にお任せするが，大惨事にならずに彼女が催眠療法を教えられていることが不幸中の幸いである．「あのとき店員が私に『給油ノズルを元に戻してね』と言っていれば，あんなことにはならなかった」と冗談交じりに，彼女は「否定命令」の言語パターンを説明する際には，必ずこの話をする．

2 ピンクの象さんを1分間考えないでください ——ダイエット指導の落とし穴

では，突然だが，

「ピンクの象さんを1分間考えないでください．ちょっとでもピンクの象さんを考えたらだめですよ．だめですよ，ピンクの象さん考えないでくださいね．ピンクの象さんを想像してはだめですよ．絶対にピンクの象さんを思い浮かべないでくださいね．」

どうだろうか？「考えないでください」，「想像してはだめ」，「思い浮かべないでください」と言われれば言われるほど，“ピンクの象”が頭に浮かんできたのではないだろうか？

実は，無意識は否定文と肯定文を区別できないと言われている．だから，「考えないでください」＝「考えてください」，「想像してはだめ」＝「想像してよい」，「思い浮かべないでください」＝「思い浮かべてください」と無意識は認識してしまう．浦島太郎も，鶴の恩返しのおじいさんとおばあさんも，この構造である．

「糖質は食べてはいけません」，「お菓子は食べてはいけません」，「ジュースは飲んではいけません」，「食後すぐに横になってはいけません」などなど，ダイエット指導をする際に，このような否定文のシャワーを子供達に浴びせていないだろうか？

そして，「頭ではわかっているんだけど，ついつい食べちゃう」，こんな言葉もダイエット指導でよく耳にしないだろうか？ 前述のとおり，無意識は，肯定文と否定文を区別できない．頭＝意識では，「糖質は食べてはいけない」，「お菓子は食べてはいけない」，「ジュースは飲んではいけない」，「食後すぐに横になってはいけない」と理解できていても，無意識が受け取っているのは，「糖質を食べなさい」，「お菓子を食べなさい」，「ジュースを飲みなさい」，「食後すぐに横になりなさい」という命令だとしたら？

ダイエットが成功しない理由の1つには，ダイエット指導の中にこうした「否定命令」が多く含まれているからである．

筆者は外来で子供達に，「『あれも食べられない，これも食べられない』って考える代わりに，『あれも食べられる，これも食べられる』って，食べられるものを探すようにしようね」と声をかけるようにしている．もしくは，食べてもよい量を明確にして，量を決めて食べるように勧めている．

3 天使ちゃんと悪魔くん ―― できないことよりも，できたことに注目する

漫画やテレビで**図1**に示したような天使と悪魔の絵をよく見かけないだろうか？

子供だけでなく，大人でも自分の中に2人の自分がいて葛藤することはあるだろう．たとえば，上司に学会発表を頼まれたとき，

悪魔くん「診療で忙しいのに面倒くさいなぁ，そんな仕事断っちゃえ！まあ，どうしても引き受けなきゃいけないなら，ほどほどに手を抜いて適当にお茶を濁すか…」

天使ちゃん「きっと，自分のキャリアアップに役立つし，発表の準備を通していろいろな知識も身につくし，学会発表の経験も積めるし，業績にもなるし，絶対に引き受けてがんばったほうがいいよ！」

と，シチュエーションは違えども，こんな感じの葛藤を経験したことは，誰しも一度はあるのではないかと思う．

結局，天使ちゃんの言葉に従って引き受けたものの，上司から，

「今頃持ってきたの？ 発表まであと3日だよ？ しかもスライドが見にくいなぁ．データのまとめかたも中途半端だし．そもそもふだんから仕事が遅いよね．もっと早く仕事ができないのかなぁ？」

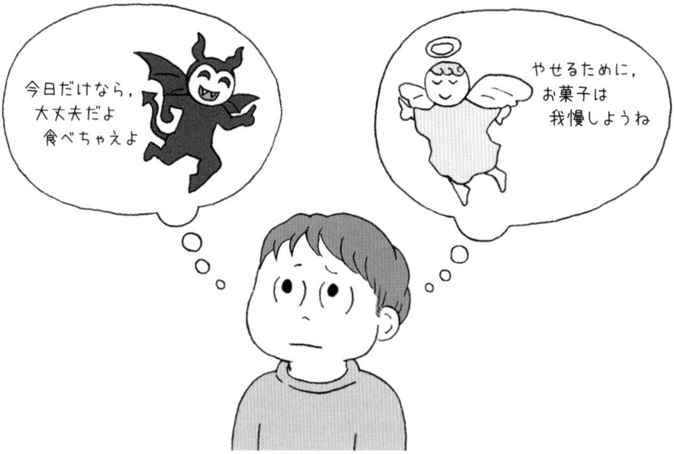

図1　自分の中の天使と悪魔

「だいたいさ，患者1人1人に真剣に向き合っていないよね．真剣に向き合っていないから，学会発表するときにも，大事なポイントに気づけないんだよ」

というような言葉のシャワーを浴びたら，天使ちゃんと悪魔くんはどうなるだろうか？ 悪魔くんはますます勢いづき，天使ちゃんの声はどんどん小さくなっていく．そして，自尊心は傷つき，セルフイメージは下がることであろう．

一方で，上司からこんな言葉をかけられたら，どうだろうか？

「発表が成功するように，じっくり考えてきてくれたんだね．この切り口で考えるというのは，ユニークだな，私にはない考えだな．ふだんの診療と同じように君なりに慎重にデータを解析した結果，君が見つけた切り口が，これなんだね．君に任せて，やっぱり正解だったな！」

「ふだんから地道に，みんなが気づかないことをコツコツとやってくれているよね．だから，この研究のユニークなポイントを君なりに見つけることができたんだね！」

こんなふうに言ってくれる上司がいたら，天使ちゃんがどんどん元気になって，悪魔くんはどこかへ姿を隠してしまわないだろうか？

前者は，できなかったことに着目して，それを指摘している．挙句の果てには，「患者1人1人に真剣に向き合っていない」と，部下の内心にまで切り込むような指摘をしてきている．これでは自尊心は傷つき，やる気は失せていく．

一方で，後者は，よいところ，できているところに着目してくれている．そして，ふだんの仕事ぶりも承認してくれている．自尊心は高まり，セルフイメージが高まり，やる気が出てくる．

これを実際の診療場面における医師と患児・家族に置き換えてみてほしい．ご自身の日常の診療において，患児や家族への声掛けはどちらだろうか？ ぜひとも顧みていただきたい．

たとえば，

医師「前回から今回までどんな食事してた？」

患児「最初の1週間は，気を付けてジュースの代わりにお茶を飲んだり，ご飯も減らしたりしていたんですけど，そのあとは続きませんでした…」

こんな会話の後に，患児にどのように声をかけるだろうか？

医師A「1週間しか続けられなかったの？」

医師B「1週間もがんばれたんだ！」

さあ，ふだんの診療を思い出したときに，どちらに近いだろうか？もちろん，天使ちゃんを元気にしてくれるのは医師Bの声掛けである．

肥満の子供達は，自尊心・セルフイメージが低いと言われている．つまり**図2**に示すように，セルフイメージが色矢印（➡）の方向へ進んでいる．医師Aのような，できなかったことに着目した言葉掛けを続けると，患児の自尊心を傷つけ，このようにセルフイメージを下げることになる．セルフイメージの低い子供は，「どうせやっても失敗する」，「どうせ自分にはできない」と自己卑下するように考えがちである．

一方で，医師Bの言葉掛けを続けていくと，自尊心が高まり，セルフイメージも高くなる．**図2**で示すように，黒矢印（➡）の方向へ進む．セルフイメージが高まると，目標へと進む意欲，挑戦する意欲が出てくる．そして，失敗も前向きにとらえることができるようになってくる．それは単に肥満診療だけでなく，子供達の未来を変える可能性を秘めている．セルフイメージの低い子達は，自分を肯定的に受け入れることができない．

したがって，まずは周囲の大人が子供達を承認してあげることから始める

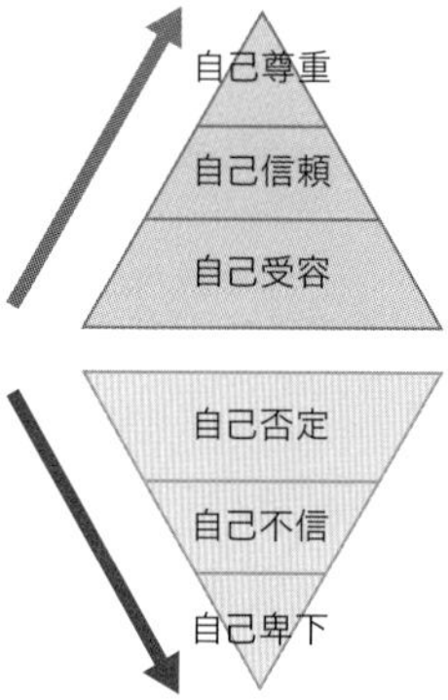

図2　セルフイメージ

必要がある．そして，第一歩ができたことに着目して，認めてあげることである．すると次第に子供達は「自分はできる」と自分自身の能力や可能性を信じることができるようになる．さらに自分自身の心や体を大切にすることができるようになる．それはどれだけ素晴らしいことだろう．

4 その褒め方，大丈夫？

図3は，神経言語プログラミング（NLP：neuro linguistic programming）（p.84，**Column**参照）という心理学において，Robert Dilts氏が提唱した「ニューロロジカルレベル」とよばれるもので，人間の意識をレベル分けした理論である．この理論では，それぞれのレベルは互いに影響を与え合い，あるレベルでの変化が他のレベルへの変化を生み出すとされる．特に，自己認識，信念・価値観の変化は，行動の変化を生み，それにより能力の向上，環境の変化を生みだしやすい傾向にある．どのレベルに対して称賛を与えるかによって，相手の感じ方が異なる．セルフイメージは自己認識に相当する．

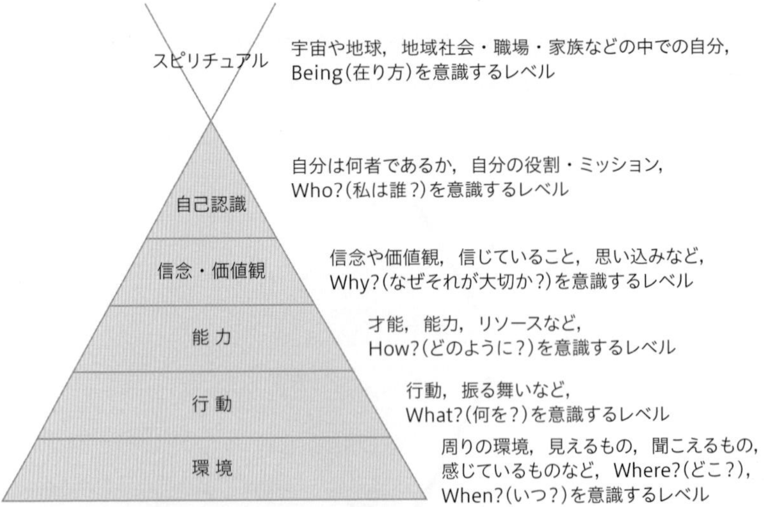

図3　ニューロロジカルレベル

（NLP-JAPANラーニングセンターのウェブサイトを参考に作成）

「○○ちゃん，偉いね．やせるためにがんばっているよね」
=行動レベル
「○○ちゃんて，本当にいいよね．お話しているだけで幸せな気分になってくるよ」
=自己認識もしくはスピリチュアルレベル

子供達への伝わり方，子供達の感じ方はどう変わるだろうか？

子供達から「いつも病院のお仕事がんばっているから，先生大好き」と言われるのと，「病院に来ると先生から元気がもらえるから，先生，大好き」と言われるのでは，どう違うだろうか？ 前者は行動レベルでの賞賛で，後者は自己認識レベルもしくはスピリチュアルでの賞賛である．

前者の「やせるためにがんばっているよね」や「いつも病院のお仕事がんばっているから」は，行動レベルの賞賛なので，その行動がなくなったら，その評価が変わってしまうかもしれない．または，受け取った側は，そうとらえることもできる．ダイエットを続けていたが，途中で体重減少のペースがゆっくりになる，もしくは体重が増えてしまったりすると，「がんばらない私は偉くない」に変わってしまう可能性がある．「がんばらない私は褒めてもらえない」から，外来からも足が遠のいてしまう可能性がある．

一方で，後者の「お話しているだけで幸せな気分になってくるよ」，「病院に来ると先生から元気がもらえる」というのは，being（在り方）に対する賞賛であり，「存在しているだけで素晴らしい」というメッセージになる．それはスピリチュアルレベルや自己認識レベルへの賞賛となる．後者のほうが，肥満の子供達のセルフイメージを確実に高めてくれるし，信頼関係がより深くなる．

5 やせられないというビリーフ

前述のニューロロジカルレベルを考えることは，叱るときや注意するときにも役に立つ．

たとえば，部屋が散らかっている子供を注意するとき，「何，この散らかった部屋は！ 本当にだらしないわね！」というような叱り方をしていないだろうか？

問題は，部屋が散らかっているという「環境」であり，そして，その子が改善するべきは，部屋を整理整頓する，もしくは使った物は使い終わったら元に戻すという「行動」である．しかし上述の叱り方では，“だらしない”という「自己認識」レベルの叱責をしてしまっている．自己認識レベルを叱責されると，セルフイメージは確実に下がる，そして，それが繰り返されると，いつしか「私はだらしない人間である」という自己認識が完成してしまい，次に「私はだらしないから，部屋が片付けられない」という信念・価値観・思い込みが完成してしまう．

このような信念・価値観・思い込みをビリーフ（belief）とよぶが，ビリーフは能力に影響する．本来，「片づける」，「整理整頓する」能力は持っているはずなのに，「私はだらしないから，部屋が片づけられない」というビリーフがあると，その能力を発揮できなくなってしまう．もしくは，そのような能力を習得できなくしてしまう．すると，片づける，整理整頓するという「行動」をとらなくなり，結果，散らかった部屋の「環境」ができ上がるという悪循環に陥る．

「私はデブだ」，「私は太っている」というような自己認識を持っている肥満の子供は少なくない．この自己認識は，さまざまな理由で形成される．「親が太っているから」，「周囲（友人や家族）から『太っている』と言われ続けてきた」，「太っていることで褒められる（と思っている）」などである．

「私はデブだ」，「私は太っている」というような自己認識を持っている場合，「私は太っているからたくさん食べる」，「太っていないと，可愛がってもらえない」などのビリーフが完成してしまうと，やせるために必要な能力（運動する，食事制限をするなど）が発揮できず，やせるための行動がとれなくなる．

● 子供の頃の思い出話

子供の頃に太っていたという筆者の友人が，下記のような話をしてくれた．本人の同意が得られたので紹介させていただく．

「幼稚園を卒園する頃から小学5年生まで肥満児でした．得したことはなかったなぁ．嫌だったのは，2年生から4年生の夏休みに指定病院で成人病の検査に行くことでした．採血したり心電図とったり．前の日の晩ごはんを食べられないのが一番つらかった記憶が…．あと，内腿が擦れて冬場は猛烈に痛かった」

というような，子供の頃に太っていて嫌だった思い出を語ってくれたので，「太っていてよかったことはなかったですか？ たとえば，たくさん食べると喜んでもらえたとか？」と聞いてみた．すると，

「父方の祖父が，大の相撲ファンで，太っているボクをいつも笑顔で見てくれていました．遊びに行くと，必ず祖父に誘われて相撲をとっていました．そして，よく食べるボクをいつも褒めてくれていました．力士にしたかったのかな？ 祖父も祖母も母も，人一倍食べるボクに対して確かに肯定的でした」というような答えが返ってきた．

この友人のおじいちゃんにとっては，大好きな相撲をして遊ぶ孫，たくさんごはんを食べる孫が可愛くて可愛くてしかたなかったのだろう．そして，おじいちゃんは決して悪気はなかったと思うが，友人の心の中では，「僕は太っているからおじいちゃんと相撲で遊べる」，「僕は太っているからおじいちゃんが可愛がってくれる」，「僕はたくさん食べるから，おじいちゃんが喜んでくれる」，「僕はたくさん食べるからおじいちゃんが可愛がってくれる」というようなビリーフができていたと推測される．そして，おそらく「僕は太っている」，「僕はたくさん食べる」という自己認識を持ってしまったと思われる．

「親が太っている，だから私も太りやすい」，「家族みんな太っている，だから私には太る遺伝子がある」などというのも，体重を減らすことにブレーキをかけるビリーフであり，「私は太っている」という自己認識につながる．

このような自己認識やビリーフができ上がると，「やせること＝悪」，「食べる量を減らす＝悪」となってしまい，食事療法や運動療法を行っても，十分な効果が期待できないことになる．

「信念が変われば，思考も変わる．思考が変われば，言葉も変わる．言葉が変われば，行動も変わる．行動が変われば，習慣も変わる．習慣が変われば，人格も変わる．人格が変われば，運命も変わる」

これはインド独立の父とよばれるマハトマ・ガンジーの言葉である．この言葉は，肥満診療においても当てはまるように思う．

6 目的志向型と問題回避型

人間が行動を起こすきっかけとして，2つのパターンがあるといわれている．それは目的志向型と問題回避型である．

「どうしてやせようと思ったのですか？」と質問して，

「やせて，可愛い服が似合うようになりたいからです」，「やせて，綺麗になって，○○君に告白したいからです」，「やせて，速く走れるようになりたいからです」など，明確な目的についての答えが返ってくる人は**目的志向型**である．

一方で，「どうしてやせようと思ったのですか？」と質問して，「病気になりたくないから」，「友達からバカにされないようになりたいから」，「○○君から嫌われたくないから」など，ある問題を回避するような答えが返ってくる人は**問題回避型**である．

どちらかにきっちりと分かれるわけではなく，状況や内容により，目的志向型が強くなったり，問題回避型が強くなったりする．ただ，目的志向型が強い患児に，「大人になってから，生活習慣病になりたくないでしょ？」と言っても，治療の動機付けにはなりにくい．また，太っていても，現在痛くも痒くもないのであれば，患児は「大人になってからの生活習慣病」は，回避すべき“問題”として認識できない可能性もある．

これはおすすめできる方法ではないが，たとえば糖尿病で足が壊疽している写真，足を切断された写真など，子供でも「こんなになったら大変だ」とわかるような，具体的にイメージできるような方法で問題を認識させれば，効果があるかもしれない．しかし，問題回避は一般的に，短期的な動機付けにはなるが，長期的な動機付けには，目的志向のほうが有効であると考えられている．

通常，肥満指導では“将来の生活習慣病予防”，“ロコモティブ症候群予防”など，疾患の予防＝問題回避でなされてきた．そして，残念なことに，問題回避型の指導で成功する例は少ない．

そうであれば，思い切って発想を切り替える必要があるのではないだろうか？ つまり，目的志向型の肥満指導へ切り替えるのである．

子供に「もし仮に，体重が○○kgに減ったら，何ができる？」と質問してみる．

「かけっこで速く走れる」
「可愛いお洋服が似合うようになる」
「体が軽くなる」
「モテる」

など，いろいろな答えを引き出してほしい．

引き出すコツは，「へぇ，いいね，いいね．じゃあさ，もしも，それができたらどんな気持ち？」と，出てきた答えをまず承認すること，そして，関連する感情も聞き出してあげること．そして，「他には？」と繰り返し聞いてみることである．

感情は，人間の行動を起こすトリガーになる，それゆえ，それが実現したら未来に感じられる感情を引き出してあげることが必要である．Stephen R. Covey氏の著書「7つの習慣」の中に「すべてのものは二度つくられる」という言葉がある．建築家は頭の中で作り上げたイメージの建物を設計し，実際に建物として完成させる．音楽家は頭の中のメロディを譜面に記し，音楽を奏でる．スポーツ選手は，実際のプレイを頭の中でイメージして，それを競技の中で行う．ロサンゼルス五輪の器械体操金メダリストである具志堅幸司氏は，ケガで入院中に体を動かす練習ができなかったので，イメージトレーニングを繰り返したという．そして，入院前にはできていなかった演技が入院中にしっかりとイメージできると，退院後にできるようになったという．逆に入院中にしっかりイメージできなかった演技は，退院後もできなかったというのである．

目的志向の肥満治療においても，やせた自分のイメージ作りがとても重要である．

「それができたらさ，お友達（親や学校の先生でもよい）は何て言ってくれるだろう？」
「お友達がさ，そんなこと言ってくれたらさ，どんな気持ち？」

などと，やせた自分のイメージを患児がしっかりと作り上げていく質問がとても重要となる.

7 欠けたりんご

まずは**図4**の写真を見てほしい．いちばん最初にどこに目がいくだろうか？

おそらく，皿ではなく，りんごの大きさでもなく，りんご自体でもなく，多くの読者の方は，欠けた部分に目がいくのではないだろうか？

人間はどうしても，他人の欠点やできていないことに視点が向きがちである．外来で親御さんと話していても，自分の子供のできていないことを語る人が多い．肥満診療においても，子供達はできなかったことを最初に語ることが多い．さらにダメ押しで，われわれ医療従事者が，できなかったことについて，「どうして，前回の外来で約束したことができなかったの？」なんて聞こうものなら，出てくる言葉は間違いなく言い訳だけである．

Why (なぜ) は，言い訳を引き出すNGワードと言ってもよい．そして，言い訳をしながら，子供達はできなかった自分を責めているのである．これではセルフイメージは落ちるばかりである．

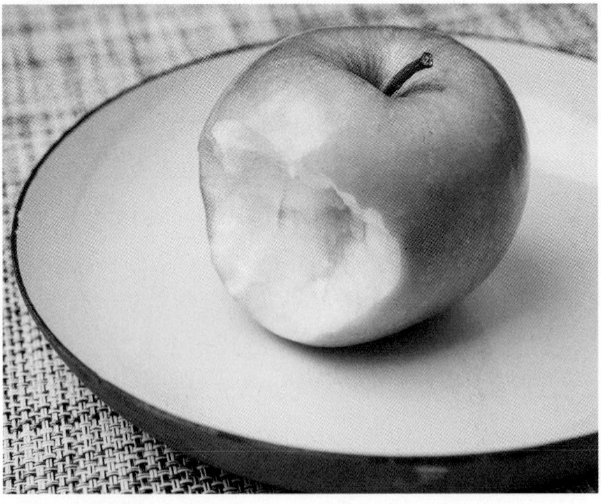

図4　欠けたりんご

そこでお勧めなのが，「Good & Better & Good」で褒める方法である．「&が2つ続くのは文法的に間違っている」などと目くじら立てずに，ぜひ，実行していただければ幸いである．具体的には下記のような方法である．

①よいところを伝える．
②どのように改善すれば，もっとよくなるかを伝える．
③よいところを伝える．

このように「よいところ」で改善ポイントをサンドイッチのように挟んであげることで，より伝わりやすくなるし，相手も無意識レベルで改善ポイントを受け取りやすくなる．

たとえば，「毎日，ウォーキングは続けられたんだね．夏の暑いときもあったのにがんばったね．そして，食事量を今の2/3くらいに減らしたら，確実に体重は減らすことができると思うな．最初の1週間は腹筋とスクワットもやっていたんだよね．それもすごくいいよ」というような感じである．

ポイントは，接続詞にいわゆる“D言葉”，「でも」，「だけど」，「だって」を使わないことである．催眠言語的には「でも」，「だけど」などの接続詞を使うと，無意識に前の文を否定されたと受けとらせる効果がある．つまり，「ウォーキングを続けたこと」を折角褒めたのに，無意識には褒めたことを打ち消されて伝わってしまう．

一方で，「そして」は，催眠言語的には，無関係な2つの文を無意識レベルでつなげる効果がある．前の文で「ウォーキングを続けたこと」を褒められたことを，次の文につなげる効果があるため，無意識は「食事量を今の2/3くらいに減らす」ということを抵抗なく受け取りやすくなる．そして，「食事量を今の2/3くらいに減らしたら，確実に体重は減らすことができると思うな」と言っているが，「食事量を2/3に減らしなさい」という直接的な指示はしていない．ここもポイントである．「〜しなさい」と命令・指示されると，人間は無意識レベルで抵抗をする．しかし，食事量を2/3に減らすことのベネフィットを伝えることで，間接的に食事量を2/3に減らすように指示をしていることになる．

「とは言っても，こちらの指示や約束したことを全然守らない患児とその親もいるから」という声が聞こえてきそうだが，確かにそうかもしれない．そのような場合こそ，医療従事者は，りんごの欠けていない部分に目線を向けてほしい．「25％ルールで褒める」という子育ての原則がある．100％ではなく，25％できていれば子供を褒めるというものである．肥満診療においては，もっと褒める閾値を下げてもよい．たとえ1％でもできていたら，できた1％に着目して褒めてあげる．子供達も，できなかったことは自分でも自覚しているのである．

だから，子供が暗い顔をしながらできなかったことを話し始めたら，「とは言っても，できたこと，がんばったことって何？」と聞いてみてほしい．きっと，できたこと，がんばったことを話してくれるはずである．

8 自分で決める目標による治療マネジメント ――GROWモデルを使って

厚生労働省より，平成16（2004）年3月18日（一部改正 平成26年12月10日）に発表された医師の臨床研修に係る指導医講習会の開催指針の中に，「指導医の在り方」，「指導医が身につけるべき指導方法及び内容」として，「コーチング」があげられている．指導医講習会で学んだはずであるが，残念ながらコーチングについて詳細に学ぶことはないし，実際に医療現場で使えるレベルの内容とはなっていない．

そもそもコーチングとは何であるか？ コーチ（coach）とは，英語では本来，馬車を意味する．つまり，コーチは目的地まで連れていく乗り物である．そこから発して，コーチとのコミュニケーションを通じて，目標達成を最速・最短・最適に達成することをコーチングとよんでいる．コーチングの定義にはさまざまなものがあるが，「コーチングとは自発的行動を促進するコミュニケーションである」というものもある．

コーチングとは「目標達成を最速・最短・最適に達成すること」，「自発的行動を促進するコミュニケーション」，そう考えると，肥満治療に最適な手法と考えられないだろうか．

肥満治療においては，「体重を適正体重にする」という大きな目標があり，そして何よりも患者本人の自発的行動が治療の成否を左右する．筆者は外来診療で，コーチングの手法を用いて患児および家族とかかわっているが，その中でも肥満診療では特に有用であると実感している．

コーチングをスムーズに進めていくための型(コーチングモデル)の1つに「GROWモデル」とよばれるものがある．GROWモデルは，下記のように4つのポイントの頭文字をとっている．

G：Goal（目標・欲しい結果）
R：Reality Check（現実の確認）
O：Options（選択肢）
W：Will（意志）

G➡R➡O➡Wの順番に質問をしていくことで，ゴール達成のための具体的な行動が明らかとなり，実行する意思も強化される．人間は他人から与えられた目標や指示された解決方法に従うことに抵抗を感じ，実際に行動する可能性は低くなる．しかし，自分で決めた目標や解決方法は，実際に行動する可能性は高くなる．そうであれば，子供達自身に決めてもらったらよい．

1 ステップ1　G（Goal）：目標を明確にする

ゴールは，「肯定文で述べられていること」，「自分でコントロールできること」，「ゴールが達成されたとわかる明確な証拠があること」が必要である．

必ず，いつ，どこで，誰とそのゴールを達成したいのか？について聞く．

ゴールは明確であればあるほど，何をするべきなのかがはっきりする．ゴール設定ができれば，コーチングの90％は終了ともいわれている．本当は東京から大阪に行きたいのに，「たぶん西の方」では大阪にたどり着けない．また，「北海道には行きたくないんです」と否定文で示されても，本当に行きたい場所はどこなのかわからない．そして，前述の「目的志向型と問題回避型」のところでも述べたとおり，ゴール達成のベネフィットが明確なほうがよい．

具体的な質問例

「いつまでに，どうなりたい？」(体重を何kgにしたい？ など)

「目標を達成したって，どうやってわかるの？」

(上の質問の答えに対して)「それって，どこで，誰と？」

「もし，○○になったら，誰が喜んでくれる？」も“誰と？”を特定する質問である．

「目標を達成したら，どんなよいことがある？」

これらの質問は，初診時に，1年後や2年後といった長期目標を設定しつつ，その目標を達成するために，受診するごとに次回受診時までの目標を立ててもよい．

大切なことは，医療従事者側が目標を一方的に決めないことである．適正体重や適正な減量ペースなどの情報を提供した上で，患児自身に決めてもらう．

そして，あまりにも大きな目標を立てると，目標に圧倒されてモチベーション低下の原因になる．もし仮に大き過ぎる目標を出してきた場合には，再度，情報を与えた上で，実際に実現可能かどうかを本人に再確認してみることも重要である．そして，目標達成が難しいと本人が感じるようであれば，まずは小さな目標にサイズダウンすることも大事である．

人間は感情の動物である．感情が湧き起こってくるような明確なイメージができると，モチベーションは強化される．したがって，五感で感じられる答えが，子供達から返ってくるようにする．具体的には，視覚(V：Visual)，聴覚(A：Auditory)，体感覚(K：Kinesthetic，視覚と聴覚以外の感覚)の3つを意識して，質問する．

「体重が○kgになったらさ，鏡に映った自分の姿ってどんなふうに見えるだろう？（V）」

「友達からは，何て言われると思う？（A）」

「鏡に映った自分を見たときに，頭の中でどんなことを考える？（A）」

「走ったときにどんな感じがすると思う？（K）」

楽しいイメージができあがればできあがるほど，子供達は笑顔になってくる．そして，さらにイメージを膨らまして，モチベーションを上げてくれるのが，メタアウトカムの質問である．メタアウトカムとは，目標(ゴール)が達成された，さらにその先に得られるもの（事）である．

「それができたらさ，さらにどんなことができる（起こる）？」を繰り返し聞いていく．もちろん，出てきた答えには，上記のV・A・Kを聞いて，イメージを膨らませていく．

2 ステップ2　R（Reality Check）：現実を明確にする

患児の現在の食事量や運動量を本人が自覚していないことが少なくない．「全然，食べていないのにどうして体重が減らないんだろう？」，「運動しているんだけど，体重が減らないんです」などは現状を把握していないときに出てくる言葉の典型である．

現状を知るためには具体的数値を示す，もしくは具体的数値が得られる手段を選択することも重要である．生活や運動の消費カロリーを計算できるサイト（例：カシオのウェブサイト https://keisan.casio.jp/exec/system/1161228741），食品や料理のカロリー計算が簡単にできるサイト（例：https://calorie.slism.jp/）などを利用して，患児や家族が申告した摂取カロリーと消費カロリーを計算し，実際の体重の増減と比較して考えてみるのも方法の1つである．

そこまでしなくても，現在の体重×〔年齢別エネルギー必要量〕*を計算して，「○○kcalは少なくとも食べないと，今の体重を維持できないんだよね．体重が増えているってことは，これよりも多い量を食べているはずなんだけどさ，さっき教えてくれた食事と飲み物だけだと，このカロリーにはいかないんだよね．他に何か食べてない？」と聞いてみると，意外と教えてくれる（＊：食事療法のp.90参照）．

そしてこのように患児から聞き出していくと，患児の中には「本当のことを言わなかった」という罪悪感が生まれてしまうため，最後には必ず「教えてくれて，ありがとう」というのを忘れてはいけない．

もちろん，現状を明確にするのは，食事内容と運動内容から体重が増える原因を明らかにすることだけではない．現状でできていること，目標達成を止めているもの（事）〔阻害要因〕を明らかにする必要がある．人間が何か行動をする，もしくは行動を止めてしまうためには，なんらかのトリガーが存在する．

特に，「環境」は重要なトリガーの1つである．

- テレビの料理番組を見ると，食べたくなる．
- 食後にリビングに行くとソファに横になってしまう．
- 塾の帰りに友達がお菓子を食べていると，一緒に買って食べてしまう．
- 冷蔵庫に牛乳があると飲んでしまう．

などである．

有益なトリガーは増やしたほうがよいし，肥満治療に悪影響を及ぼすトリガーは極力環境から排除する努力が必要になってくる．次のステップで具体的な行動を決める前に，さまざまな行動のトリガーとなるものを特定しておくことは重要である．

具体的な質問例

「目標達成（体重を減らすこと）に向けて，現状できていることは何だろう？」

「目標達成（体重を減らすこと）を止めているものは何だろう？」

「何があるから，それやっちゃうんだろう？（やらなくなっちゃうんだろう？）」

3 ステップ3　O（Options）：選択肢 ―ゴール到達のための戦略・プランを明確にする

ゴールが明確になり，現在の状態が明確になれば，そのギャップを埋めるために，必要な要素を探す．目標達成に必要な知識，スキル（能力），ツール・アイテム，助けてくれる人（物）などを具体的に考える．ゴールと現実のギャップが大きいときには，段階的な目標を設定し，目標ごとに達成に必要な知識，スキル（能力），ツール・アイテムを考える．

肥満治療では，子供達や家族のライフスタイル，嗜好が大きく影響する．したがって，子供達に自分自身のライフスタイルや嗜好に合ったプランを考えてもらうことが重要である．その際，選択肢は多いほうがよい．なぜなら，選択肢が少ないと，次の受診までの期間に「やっぱりできませんでした」で終わってしまうことがある．選択肢を増やすと，これができなければ次はこれ，と別の方法を試すことができる．

しかし，子供達に考えてもらっても，自分の常識の範囲内，自分の知識の範囲内，自分で決めた限界の範囲内で考えてしまうため，選択肢がなかなか出てこないことも少なくない．そんなときには下記のような「as if〜の質問」をしてみる．

「もし仮に時間がたっぷりあったら，どんなことができそう？」

「もし仮に料理を自分で作れるとしたら，どんなもの食べる？」

「もし仮に5分だけ運動する時間ができたら，何ができそう？」

「もし仮にYouTubeで家の中でできる楽しい運動が紹介されているとしたら，どんなことだと思う？」

そして，答えが1つ出たら，「他には？」，「他にはどんなことができそう？」と，さらに広げていく質問をする．出てきた答えの中には，現実的には実行することが難しいものもあるかもしれない．そのようなときには，

「それが全部できなくても，ちょっとだけできるとしたら何ができそう？」

「それの代わりにどんなことができそう？」

などと代替案や実現可能案を引き出す質問をする．当然，出てきた答えには，すべて「いいね！」をしてあげる，すべて受け入れてあげることが，相手のセルフイメージを上げるとともに，良好なコミュニケーションをするための信頼関係を作ることにつながる．

具体的な質問例

「今，○kgでしょ，○か月後に，□kgにするためには何が必要だろう？」

「○か月後に○kgになっているためには，何を乗り越えなければならない？」

「○か月後に○kgになっているために，何をする？」

「目標の体重にするために，役に立ちそうな物って何だろう？」自分の趣味とか知識とか，今までやってきた事とか，もしかしたらスマホのアプリかもしれない．

「今持ってないけど，目標の体重にするために役に立ちそうな物とか事って何だろう？」

「いつ，誰の，どのような協力が必要だろう？」

「もし仮に，誰かにお願いすることがあるとすると何だろう？」

4 ステップ4　W（Will）：行動する意思を明確にする

目標達成のための戦略・プランを明確にできたら，次は行動する意思を明確にする．

ステップ3で引き出した選択肢から，実行することを決める．ときには大人からすると，「そんなことしても意味ないんじゃないか？」，「そんなことできないんじゃないか？」と思ってしまうような答えが子供達から返ってくる．または，大人の目線からすると子供達が選択したプランの問題点が見えてしまうことがあるかもしれない．しかし，決して子供達の選択を否定はしない．そのようなときには，下記の例のように，そのプランのよいところを3つ伝えてから，Howの質問を聞いてみる．

「そのプランを選べるというのは，やせるぞ！って気持ちに溢れているんだね」
—よいところ①
「その運動内容だったら，消費カロリーも確実に今の2倍になるよね」
—よいところ②
「道具も要らないし，お金もかからないよね」—よいところ③
「そして，勉強する時間と寝てゆっくりと休む時間はどうやって作るの？」
—Howの質問

こうすることで，子供達は自分の意見を尊重してもらえたという気持ちになるので，Howの質問に対しても，より前向きに創造的に考えられるようになる．そして，ポイントは，Howの質問の前に，「でも」，「だけど」などのD言葉を使わないことである．

実行するプランが決まったら，いつやるか，いつから開始するかを必ず確認する．そして，まず最初に行うことを確認していく．

医師「じゃあ，最初に何から始めようか？」
患児「毎日，ウォーキングすることから始めます」
医師「いつから？」
患児「明日の夜から」
医師「明日の夜からウォーキングを毎日するのを始めるんだね．じゃあ，その前にできることは何だろう？」
患児「ん～，ストレッチをします」

医師「それはいつから始める？」

患児「今日のお風呂入って，寝る前から始めます」

医師「いいね！今日のお風呂入って，寝る前からストレッチを始めて，明日の夜からウォーキングを毎日始めるんだね」

患児「はい」

医師「その前にできることは何だろう？」

患児「えぇ？ ん～…今日の夕飯のご飯をお茶碗半分にします」

医師「いいね！今日の夕飯のご飯をお茶碗半分にして，お風呂入って，寝る前からストレッチを始めて，明日の夜からウォーキングを毎日始めるんだね」

患児「はい」

医師「じゃあ，その前にできることは何だろう？」

患児「えぇ？ ん～…今日帰るときにバス停2つ前で降りて，お母さんと家まで歩きます」

母親「え！? 本当に？」

患児「うん」

医師「いいね！ じゃあ，今日帰るときにバス停2つ前で降りて，お母さんと家まで歩いて，夕飯のご飯をお茶碗半分にして，お風呂入って，寝る前からストレッチを始めて，明日の夜からウォーキングを毎日始めるんだね．素晴らしい！ お母さんもがんばってください！」

人間は，最初の一歩がなかなか踏み出しづらいものである．しかし，最初の一歩が踏み出せると，二歩目は意外と簡単に踏み出せる．したがって，最初に実行するプランをできるだけ直近まで近づけるようにする．「いつやるの？ 今でしょ！」という某予備校の宣伝と同じである．

そして最後に，やる気を10点満点で採点してもらう．10点満点中8点以上となるように，確実に実行する意思を確認できるまで，10点にするためには何が必要かを確認していく．たとえば下記の例のように，ハードルを下げたり，他に何か行動を追加したり，自分の気持ちを切り替えたりして，確実に実行できるようなモチベーションを作っていく．

医師「今日帰るときにバス停2つ前で降りて，お母さんと家まで歩いて，夕飯のご飯をお茶碗半分にして，お風呂入って，寝る前からストレッチを始めて，明日の夜からウォーキングを毎日始める．これ，絶対やるぞ！っていう気持ち，10点満点で何点？」

患児「ん～，7点くらい」

医師「7点なんだ．10点に3点足りないのは，何があるから3点下がっちゃったの？」

患児「今日，暑いから，歩きたくないなぁって」

医師「そうか，今日，暑かったもんね．じゃあさ，7点を7.1点でもいいからさ，ちょっとだけ上げる方法があるとすると何だろう？」

患児「ん～，とりあえず喉乾いているから，お母さんが何か冷たい飲み物を買ってくれたら」

医師「冷たい飲み物買ってくれたら，何点になる？」

患児「ん～，8点」

医師「8点になるんだ！ じゃあさ，折角だから9点に上げてみてよ」

患児「え？ 9点！? …ん～…2個前のバス停じゃなくて，1個前のバス停で降りたら9点になる」

医師「OK！ 1個前のバス停で降りたら，9点になるんだね」

患児「いや，1個前のバス停で降りたら，10点になるかな」

医師「OK！ じゃあ，それでいこう！」

9 「失敗はない．あるのはフィードバックだけである」

発明家のトーマス・エジソンは，約2,000個ものフィラメントを試し，ようやく低価格で効率的に生産できる「電球」を発明した．われわれ凡人は「2,000回の失敗をした」と考えがちだが，エジソンは「うまくいかない2,000通りの方法を発見した」と考えた．「2,000回失敗した」と考えると気分がへこんでしまうが，「うまくいかない2,000通りの方法を発見した」と考えられると前向きになれる．

前述したNLP（神経言語プログラミング）の前提には，「失敗はない．あるのはフィードバックだけである」という考え方がある．つまり，「それはうまくいかない方法である」というフィードバックであり，失敗＝悪ではなく，エジソンのように失敗を前向きにとらえるということである．大人達は，子供達が失敗しないようにと，いろいろなところに手をかけ，気をかけている．しかし，こうした大人達の接し方は，子供達が「うまくいかない方法」を発見する経験を奪い，主体的に行動する機会を奪ってしまっているのかもしれない．

ある方法がうまくいかなければ，別の方法を試してみればよい．

うまくいっている方法であれば，“Do more”（もっとやる）．

うまくいかない方法であれば，“Do something different”（何か他のことをやる）．

そして，その経験の中で，「思考」→「判断」→「方法」→「結果」→「反省」を繰り返しながら，主体的によりよい方法を創造できる力を育んでいくと考える．

肥満診療は，単に生活習慣病の予防という目的だけでなく，子供達のセルフイメージを高め，積極的にさまざまなことにチャレンジする気持ちも高めて，主体性，創造性を刺激するような診療であってほしい．子供達が自信を持って，主体的に自分の未来を選択し，社会で貢献できる人間に成長してほしいと小児科医としては願う．

Column　神経言語プログラミング（NLP：neuro linguistic programming）とは

NLPは「脳の取り扱い説明書」ともよばれており，当時，卓越した効果を示していた3人のセラピスト，家族療法のバージニア・サティア，ゲシュタルト療法のフリッツ・パールズ，催眠療法のミルトン・エリクソンが，なぜそれほどの効果を出せるのかを1970年初頭，心理学部の生徒であり数学者だったリチャード・バンドラーと言語学の助教授ジョン・グリンダーが研究の末，開発された実践心理学である．

その後，ベトナム戦争の帰還兵の心的外傷後ストレス障害（PTSD）の治療にNLPを適用することで発展し，さらにロバート・ディルツ氏らによりNLPは発展を遂げ，コーチング，自己啓発，ビジネスの世界にも適用されるようになった．

世界的に有名なトレーナーであるアンソニー・ロビンズが，当時低迷していたテニスプレーヤーのアンドレ・アガシをNLPを応用して指導し，世界一に復活させたというのは非常に有名な話である．また，クリントン元米国大統領やオバマ元米国大統領，トニー・ブレア元英国首相などがNLPを学び演説で活用したことでも知られている．

リチャード・バンドラーとジョン・グリンダーは，3人の天才セラピストを研究する中で，彼らの言葉の使い方や心理的なアプローチ手法を研究し，なぜ優れた結果が出せているのかを解析してきた．そして，アプローチの手法と言葉の使い方に，大きな秘密を発見した．

人間は，自分が体験した出来事を五感（神経）「視覚，聴覚，体感覚，味覚，臭覚」を通して認識し，言語/非言語によって，さまざまな意味付けを行い，記憶として定着させる．そして，その考え方や生き方，反応のしかたには一定の傾向やパターンがあり，NLPでは「プログラミング」とよんでいる．そのプログラミングは，条件反射のようにパターン化され，反応するようになっている．パターン化された条件反射の中には，自分にとってプラスの反応もあれば，マイナスに働く反応もある．

NLPでは，プログラミングの構造を言語学と心理学から紐解いてきたと同時に，再プログラミング（リプログラミング）する方法も確立してきた．そして，NLPではその思考パターンや行動パターンをさまざまな手法を用いることで，自分にとってプラスとなるように変えることができるとしている．

NLPは当初，心理療法の現場で活用されてきたが，その効果の高さから，現在ではビジネス，医療，教育，スポーツなど，さまざまな分野で活かされ，世界中に広がっている．

Column サブモダリティ

NLP（神経言語プログラミング）の中に「サブモダリティ」という考え方がある．人は自分の外の世界の情報を五感を通して認識するときに，視覚，聴覚，体感覚などで感じたさまざまな構成要素を組み合わせて記憶している．これらの構成要素のことを，NLPではサブモダリティ（従属要素）とよぶ．

- 視覚のサブモダリティ：色，形，明るさ，彩度，動き，距離，位置など
- 聴覚のサブモダリティ：音の大きさ，音程，音のスピード，リズム，音の聞こえる位置など
- 感覚のサブモダリティ：温度，湿度，感触，重さ，圧力など

好きな食べ物を思い出してほしい．それをイメージしたときに，どのあたりに見えるだろうか？ 色は，カラー/白黒のどちらだろうか？ 見えている映像の明るさは？ 動画/静止画のどちらだろうか？

では，そのイメージを頭の中からいったん消していただき，次に，嫌いな食べ物を思い出してほしい．それをイメージしたときに，どのあたりに見えるだろうか？ 色はカラー/白黒のどちらだろうか？ 大きさは？ 見えている映像の明るさは？ 動画/静止画のどちらだろうか？

さて，その両方のイメージを比較したときに，好きなものは左上でカラーで大きく，明るく，湯気が湧きたっているのが動画で見えたが，嫌いなものは右下で，白黒で，小さく，ぼんやりしていて薄暗く，静止画で見えるというように，どれかの要素が違ったはずである．このような見え方は人それぞれである．なぜなら，人それぞれ経験も違えば記憶の種類も違うからである．そして，私たち人間の記憶は，サブモダリティとセットになって脳に保存されている．さらに面白いことに，大きさを小さくしたり，近くから遠くへと移動させたり，カラーの映像は白黒に，大きな音は小さな音へと変化させるなど，サブモダリティを変えることで，過去の記憶を変えることができ，記憶に対する印象や反応を変化させることができる．

たとえば，好きだったものをあまり好きではないようにしたり，食べてはダメだとわかっているけど，大好きだから食べちゃう食べ物のサブモダリティを，嫌いな食べ物のサブモダリティに変化させることで，食べ過ぎを止めさせることもできる．

症例❶

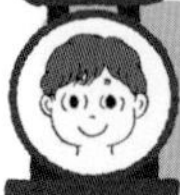

13歳男児
―サブモダリティを変えることでカレーライスの印象を変えた例

現病歴　肥満症，脂肪肝，高尿酸血症のため，筆者の施設を受診していた．両親は共働き．部活は鉄道研究部．母親に栄養指導を受けてもらい，患児へはコーチング的なかかわりで，本人に運動・食事についてもどのように行うかを外来で一緒に考えてきた．しかし，文化部ということもあり，運動機会が少なく，かつ両親が共働きのため，食事は作り置きや家にある食材を患児が食べ過ぎてしまうということが続いていた．

経　過　話を聴いている中で，週1～2回カレーを作り置きしていて，家に帰って余っているとつい食べてしまうという話が出た．本人に大好きなカレーをイメージしたときにどこに見えるか聞くと，右下の数10cmの位置に，カラーで，静止画，実寸大のカレーが見えて，口の中にカレーの味を感じるとのことであった．次に，嫌いな食べ物を思い出すように指示すると，嫌いな食べ物はないとのことであったので，あまり好きではない食べ物を思い出すように伝えたところ，左やや上方1m程度のところに実寸大より小さく，白黒で静止画でぼんやりとしている，味は感じないとのことであった．そこで，カレーライスのイメージを左やや上方1m程度のところに移動させ，ちょっと小さくして，白黒にしてみるように伝えた．その位置にイメージを固定すると，口の中にカレーの味はしないとのことであった．カレーを思い出してもらっても，どうしても食べたいという感じはしないとのことであった．

考察・ポイント　NLPでは，視覚，聴覚，体感覚に脳がアクセスする際に，どこに眼が動くかというアイ・パターンという概念もある．実は，右下に目線を向けたときには，体感覚（味覚，嗅覚，触覚等）にアクセスしているのである．患児がカレーをイメージした場所は右下．だから，味や匂いの記憶まで鮮明に呼び起こされ，カレーをイメージすると，食べたくて食べたくてしょうがなくなっていたと考えられる．そこで，サブモダリティをあまり好きではない食べ物と同じように調整してもらったところ，視線は左やや上方となり，味も匂いもしなくなる，そしてサブモダリティも変わっているので，食べたいという感覚も抑えられる．患児へは，またカレーが食べたくなったら同じことをしてみるように伝えた．注意しなければならないのは，嫌いな食べ物を，好きな食べ物の位置に変えて，嫌いな食べ物を無理に食べさせようとしてはいけない点である．嫌いな食べ物は，もしかしたらアレルギーや代謝異常で本能的に避けている食材かもしれないからである．

Column なぜ食べちゃうのか？ ―過食にはタイプがある

アグネス・リンゼイ女史はNLPを用いてダイエット指導を実践しており，それをまとめた著書の中で，過食のタイプを6つに分類している[1)]．彼女は成人のダイエット治療を行う中で6つのタイプがあることに気づいたが，小児の肥満治療を考える上で参考になる．

• Emotional Eater（感情型）

感情型の子は，自分たちの生活に欠けている何かを補うために食べ物を使う．たとえば，退屈，孤独，またはストレスの感情を抑えるために食べ物に目を向ける．感情型の人は食べ物を使ってネガティブな気分を変え，感情に対処する．感情型の例としては，人間関係のストレスを誤魔化すために食べる人，大切な人やペットなどを失った悲しみをかき消すために食べる人，学校や家庭で嫌なことを耐え忍んで好きなものを正確に食べることができると決めている人などである．小児には少ないと以前は考えていたが，「勉強のストレス解消のために食べている」，「学校と家庭の人間関係のストレスから過食を始めた」という子を筆者は経験している．過食により得られる満足は通常短く，食べた後に罪悪感を持ちながら食べることもある．

• Big Eater（大食漢型）

大食漢型の子は「もったいない」という言葉を使う．親などから，皿の上の物をすべて残さず食べるように言われてきたのかもしれない．大食漢型の子，満腹感をはるかに超えていても，自分の分を食べて，他の人の分まで食べることもある．そして，大食漢型の子は質より量を重視し，とにかく満腹感を超えたところまで食べる．

• People Pleaser（気弱喜ばせ型）

気弱喜ばせ型の子は，他の人に「いいえ」というのが苦手で，他人のニーズを自分のニーズよりも優先する．他の誰かが食事を準備してくれていると，彼らの感情を傷つけたくないので，ダイエットにはよくない食べ物であると知っていても，食べてしまう．たとえば，大好きなおばあちゃんが用意してくれたご飯が，病院では避けるように言われているようなメニューであっても食べてしまったり，おじいちゃんがくれたお菓子やジュースを断わりきれずに食べたり飲んだりしてしまう．

• Addictive Eater（中毒型）

中毒型の子は，ジャンクフード，精製された炭水化物，甘いスナック，炭酸飲料を強く欲しがる．これらの食品の化学組成に，はまっているからである．これらの種類の食品を我慢したり，食べ始めたら食べるのをやめたりするのが非常に困難なのである．四六時中，食べ物のことについて考え，それがコントロールできない状態である．極端な偏食のこともある．

• Lazy Eater（怠惰型）

子供の場合は，保護者が怠惰型に該当する場合がある．怠惰型の人は，食事は優先順位の中で下位にあり，単純に燃料とみなしている．食事の準備や食事について考えることに煩わされたくないのである．でき合いの食品やテイクアウト，デリバリーなどを選ぶことが多い．必ずしも過食でないこともあり，食事のリズムとバランスを極端に欠いた食生活であることがある．

• **Control-Freak Eater（支配型）**

支配型の人は，自分達の世界で制御不能になっていると感じることをおそれる．仕事や重要な他者との関係など，自分達の生活の他の領域がコントロールできないと信じている場合に，自分達ができることをコントロールする方法として，食べ物を使う．子供が支配型を示すことはまずないが，親や祖父母などが子供を食べ物でコントロールしようとすることがある．

人間が生きていく上で必要な，食べるという行為であるが，食べてしまう理由にはいくつかのタイプがあるというのはとても興味深い．そして，それぞれ患児のタイプ別がわかると，食べてしまう原因の根源に迫れるので，本質を突いた治療ができると思われる．

参考文献　1）Lindsey A：Lose Weight with NLP：Be thinner and healthier without going on a diet. Pan Macmillan, 2011.

［十河　剛］

2

食事療法

1 肥満に対する食事療法のための基礎知識

1 消費エネルギー，摂取エネルギー，必要エネルギー

過体重や肥満は，食事として摂取する「摂取エネルギー」に比べて，日々の生活の中で運動や活動を通して消費する「消費エネルギー」のほうが少ないことによって生じている．

「摂取エネルギー」は，食事の回数やその内容によって影響を受け，また「消費エネルギー」は，身体的活動の他に年齢や性，体温や気候などの影響を大きく受ける．これら摂取・消費エネルギーはともに日々変動しており，総じて「摂取エネルギー」が「消費エネルギー」を上回ることによって，体重増加につながる．

「消費エネルギー」は，生命維持のための基礎代謝と，日々の身体活動で消費されるエネルギーによって消費されるエネルギーであり，これらに加えて小児期では，さらに身体の成長のためのエネルギーが必要となる．

小児期の基礎代謝量は，年齢が低いほど高く，乳児期は約60 kcal/kg/日とされ，これは体重当たりでは成人の約2.5倍にあたる．通常，係数として示される身体活動量は，年齢とともに大きくなり，これらに成長を加味したエネルギーが，推定消費エネルギー量で，成長や活動量も考慮された「推定必要エネルギー量」(**表1**)となる．

2 エネルギー収支の評価と体重変化

日々の生活の中で活動することによって消費するエネルギー量(**表2**)は，エネルギー消費を意図した運動であっても，10分程度であれば消費するエネ

表1　推定必要エネルギー量

年齢・性別・活動レベル別の必要エネルギー量(kg/日)

年齢	身体活動レベル			
	男児(kcal/kg/日)		女児(kcal/kg/日)	
	普通	(低い〜高い)	普通	(低い〜高い)
1〜2歳	**84.1**		**82.0**	
3〜5歳	**80.1**		**76.3**	
6〜7歳	**69.3**	60.5〜78.2	**65.9**	57.5〜74.2
8〜9歳	**66.2**	58.0〜74.3	**62.4**	54.7〜70.0
10〜11歳	**62.8**	55.4〜70.3	**58.6**	51.6〜65.5
12〜14歳	**53.1**	46.9〜59.3	**50.8**	44.9〜56.8
15〜17歳	**47.4**	42.0〜52.8	**44.5**	39.4〜49.5
18〜29歳	**41.5**	35.6〜47.4	**38.7**	33.2〜44.2
30〜49歳	**39.4**	33.8〜45.0	**38.3**	32.9〜43.8

(厚生労働省：日本人の食事摂取基準(2020年版)より作成)

⬇

年齢別の必要エネルギー量(kcal/kg/日)(簡易法)

年齢群別	身体活動レベル	
	普通	(低い〜高い)
1〜5歳	**80.0**	75.0〜85.0
6〜7歳	**70.0**	55.0〜80.0
8〜9歳	**65.0**	55.0〜75.0
10〜11歳	**60.0**	50.0〜70.0
12〜14歳	**50.0**	45.0〜60.0
15〜17歳	**45.0**	40.0〜55.0
18〜29歳	**40.0**	35.0〜50.0
30〜49歳	**35.0**	30.0〜45.0

ルギーはわずかであるが，毎日継続的に，ある一定時間，運動強度のある活動を行うことによって，減量が期待できる．

活動による消費エネルギー量は，活動量の強度を示すMETs×体重(kg)×

表2　体重別の消費エネルギー量（kcal/10分）例

身体活動	テレビ鑑賞やゲーム	拭き掃除	ピアノ演奏	歩行（ゆっくり）	歩行（早歩き）	階段を上る	自転車（ゆっくり）	縄跳び
METs	1.0	2.3	2.3	2.5	4.0	4.5	6.0	9.0
体重10kg	2	4	4	4	7	8	11	16
15kg	3	6	6	7	11	12	16	24
20kg	4	8	8	9	14	16	21	32
25kg	4	10	10	11	18	20	26	39
30kg	5	12	12	13	21	24	32	47
35kg	6	14	14	15	25	28	37	55
40kg	7	16	16	18	28	32	42	63
50kg	9	20	20	22	35	39	53	79
60kg	11	24	24	26	42	47	63	95
70kg	12	28	28	31	49	55	74	110
80kg	14	32	32	35	56	63	84	126

メッツ（METs：metabolic equivalents）：厚生労働省が「健康づくりのための運動指針2006」で示した身体活動量・運動量及び体力の基準値．動作や運動の強さを数値で示した指標のことで，座って安静にした状態で消費するエネルギーを基準として，運動や活動によって消費するエネルギーの相対値（倍数）で示したもの．

（国立健康・栄養研究所：改定版 身体活動のメッツ（METs）表（2012年4月改訂）より作成）

時間で求められ，体重が重ければ，エネルギー消費量は一般的には大きくなる．たとえば，「フライドポテトSとジュース1本」のエネルギー（約400 kcal）を消費するためには，体重20 kgの6歳児であれば早歩き280分もしくは縄跳び125分，体重30 kgの9歳児であれば早歩き190分もしくは縄跳び85分を必要とする．

すでに肥満の子供が，運動だけでエネルギーを消費することは，それほど容易いことではなく，負荷量が少ない運動を短時間実施しても，その効果は大きくない．むしろ運動の効果は，運動によるエネルギー消費だけでなく，継続的な運動によって骨格筋が増加し，その結果，基礎代謝が上昇することで，いわゆる太りにくい身体につながる．しかし，小児期は強度の強い運動の継続による成長障害も報告されており[1]，小児期における減量を意図した運動については，その強度や継続時間などについて十分な検討が必要である．

エネルギー収支の把握には，消費エネルギー量だけでなく，摂取栄養量の把握が必須となるが，現実的には，食事は食品や調理法，その摂取量も日々異なり，またそれぞれの食品に含まれる栄養素の成分も，季節や産地などによっても差異があるため，正確な摂取栄養量を把握することはそう簡単なことではない．こういった状況から，成人であれば体重の変化がないことがエネルギー収支の平衡を保っていると評価し，体重変化がない期間の平均的な摂取エネルギー量を必要エネルギー量として考える．

一方，小児期は，成長曲線に即した身長・体重の増加がみられる場合は，日常的な食事量はエネルギー量の過不足がないと考えることができる．すなわち，成人も小児もその体格や体重の変化が，日常的なエネルギーの過不足を示している．しかし，小児は成人と異なり，身長に対する体重のバランスを示している体格指標（body mass index：BMI）の標準が年齢によって異なり，また身長と体重の増加速度も異なっている．したがって小児期の体重の増加については，単純にエネルギー摂取過剰と評価することは避けるべきであり，短期間での減量指示は，時として成長障害のリスクともなる可能性がある．小児においては，1～2週間の食事評価から，できるだけ精度の高い摂取栄養量の把握を行うとともに，その間の活動量も併せて，エネルギー収支の評価を行うことが重要になる．

こういったことから，小児期の過体重・肥満の食事療法の基本は，

- 年齢および身長に対する標準的な体重
- 現在の食事や間食などの栄養摂取状況
- 日々の生活による活動量

から，消費エネルギーと摂取エネルギーのバランスを客観的に数字として把握し，エネルギー消費に対してエネルギー摂取が過剰となるさまざまな要因（**表3**，p.105）を明らかにし，行動の改善に向けての助言や，適切な情報・知識を提示することとなる．

しかし，食事は日常的な行動であり，食習慣の改善のためには意識の変化を伴った行動変容が必要となり，継続的な栄養相談が必要である．継続的な栄養相談では，食事を含む生活状況や体重から食事療法に対する効果の評価

を行い，これらの繰り返しによって，食習慣の改善につなげていくことになる．

3 摂取エネルギーの過剰となりやすい食行動・食習慣

体重当たりの必要エネルギー量が多い小児期は，おやつとして間食をすることで，必要エネルギーを充足させる必要がある．しかし，選択する食品や食事内容によっては，容易に低栄養や過栄養の状態を引き起こすこととなる．

特に過体重となる子供の食行動には，**表3**(p.105) に示すような多岐にわたる特徴がみられ，それぞれの食行動が単一もしくは複合的に絡んで，摂取エネルギー過剰となる食習慣につながっている．これらの食行動が，毎日もしくは高頻度にみられる場合は，体重に影響を与える食習慣となる．

2 ダイエット法の科学的根拠とその効果

肥満者数の増加に伴い，さまざまなダイエット法が行われている．りんごやパイナップル，卵といった特定の食品のみを摂取する方法，特定の栄養素の摂取量を極端に制限する糖質制限食や脂質制限食，それぞれの食品が持つ特性を組み合わせて調整する方法(低GI食品やMCTオイル)などがある．

1 特定の食品のみを摂取する方法

これはりんごダイエットや卵ダイエットなどに代表されるような，特定の食品だけは「いくらでも食べてもよい」という食事方法で，Fad Dietsともいわれる．

「たくさん食べたい！」，「食べることを制限したくない」，「運動なしで食べるだけでやせる」といった心理を利用した食事方法で，最初はSNSなどで発信され，それが本や雑誌で取り上げられるようになることが多い．

表4に示すように，その食品によって異なるが，食事と同じ重量を果物で置き換えると，食事のほぼ1/2～1/3のエネルギー量となる．卵300g(ゆで卵で5～6個)の場合は，おおむね3～5歳の1回の平均的な食事重量の約80%程度であるが，エネルギー量は約1.2倍，蛋白質は1日の必要量を超える量となる．りんごやパイナップルといった果物では，同じ重量であれば食事より

表4　特定の食品に含まれるエネルギーと栄養素

食品名	重量(g)	エネルギー(kcal)	水分(g)	蛋白質(g)	脂質(g)	炭水化物(g)	食物繊維(g)
パイナップル：生	300＊1	159	256	1.8	0.3	41.1	3.6
りんご（皮むき）：生	300＊1	171	252	0.3	0.6	46.5	4.2
鶏卵（全卵）：ゆで	300＊1	453	227	38.7	30.0	0.9	0.0
Coconut MCT OIL＊2	93	800	0.0	0.0	93.0	0.0	0.0
（大さじ1杯）	14	135	0.0	0.0	14.0	0.0	0.0
MCT Oil Powder＊1	100	500	0.0	0.0	50.0	50.0	0.0
（大さじ1杯）	13	65	0.0	0.0	6.5	6.5	0.0

＊1：それぞれの食品の目安量（可食部として）
パイナップル：小さいもので1～3/4個分，大きいもので1/2個分
りんご：よく出回っている「ふじ」であれば約1.5個分，「紅玉」であれば2個分程度
ゆで卵：M玉で殻をむくと50～55gくらい，300gであれば5～6個分
＊2：Food date central：U.S. DEPARTMENT OF AGRICULTURE（https://fdc.nal.usda.gov/index.html）

もエネルギー量が少なくなるので，1～2週間の短期間で1～2kgの体重減少がみられることが多い．しかし単一食品に対する「飽き」などから中断となることが多く，その結果，重篤な栄養障害などの報告は少ないが，飽きずに長期間継続すると，エネルギーや蛋白質不足だけでなく，その他の栄養素の偏りによる栄養障害が起こる可能性が高い．

特に小児期では，こういった単一食品によるダイエットは，エネルギーと蛋白質が同時に不足するばかりでなく，成長に必要なカルシウムや鉄などの微量栄養素の不足の要因となるため実施すべきでない．

2 特定の栄養素の摂取量を制限する方法

低糖質や糖質制限食，脂質制限食などがこれにあたる．

●糖質制限

糖質制限が広まったのは，米国の心臓病専門医であるRobert Atkinsが1972年に出版した“Dr. Atkins Diet Revolution”に端を発する[2]．またこれからさかのぼること約50年の1920年にてんかん発作の治療法の1つとして“Ketogenic Diet（ケトン食）[3]”も提唱されている．これらの制限食は，1日当たりの糖質摂取

量を10～20g前後と，極端な制限によって人体が飢餓に陥った状況の代謝を人工的に作り出している．本来，エネルギー源としてグルコースを使っている脳は，こういった飢餓時にはその活動を維持するために脂肪の分解によるケトン体を利用する．しかし，このケトン体の利用は最終的には脳が必要とするエネルギーの約75％[4, 5]までであり，残りはやはり糖質を利用しているのである．

このような極端な糖質制限食は，主として服薬による発作のコントロールが難しいてんかん発作の抑制やGLUT-1欠損症などの治療目的で利用される．また，短期的には体重減少や高血糖の改善などの効果がみられるとの報告[6]もあるが，長期的な効果については明確に示されていない[7]．低血糖や成長障害などの副作用や合併症もあり[8]，一般的な食品を用いた食事として継続も難しく，その効果については精度の高いエビデンスが少なく，WHOをはじめとして各国の糖尿病学術団体では，糖尿病や肥満に対してこれらの糖質制限食を推奨していない．しかし，同時に明確な定義づけもないままに，糖質制限食が独り歩きをしている現状もある．

一般的に，1日当たりの糖質の最低必要量は100～120g/日とされている[9]．乳児期では母乳などから9～14g/kg/日を摂取しており，その後，成長するにつれて体重当たりの摂取量は減少し，成人では標準的な食事で4～6g/kg/日の摂取量となる．日本人の平均的な糖質摂取量は，エネルギー摂取量の50～60％である．

付表1，2(p.178～181)に，小児期の年齢別の標準的な食事の主食，果物，菓子類の量を示すので参考にしていただきたい．

●脂質制限

脂質は，糖質や蛋白質に比べてエネルギー給与量が高く，揚げ物，バター，マヨネーズ，生クリームなどの高脂肪食品の制限によって，比較的容易にエネルギー摂取を減少させることができる．

家族全体が過体重傾向のある家庭では，揚げ物や炒め物の料理が多いなど，食習慣としての問題があることも少なくない．

エネルギー比として10％以下といった厳しい脂質制限は，必須脂肪酸や脂溶性ビタミンの欠乏のリスクとなるが，日常的な食品を用いた食事では，こういった状況は起こらない．したがって揚げ物の制限や脂肪の多い食品の制限などによる日常的な食事での脂質の調整は，食事内容や摂取栄養量の確認は必要であるが，比較的安全にエネルギー摂取制限を進めることができる．

このように単に「制限」という表現で表している食事療法で重要な点は，「制限する量や割合」を把握することであり，これらを客観的な数字で示すことができるかどうかが，効果について判断する際のポイントの1つになる．現在の糖質や脂質の摂取量がどのくらいであるのか，過剰な糖質・脂質の供給源となっている食品は何かを的確に把握することが重要である．

3 食品の特性を利用した方法

低GI食品

GI (glycemic index) とは，糖質の種類や食べ合わせによって，食後血糖のピークの低下がみられることを指数として示したもので，通常は白パンや米飯，ブドウ糖などの摂取後の血糖推移によって描かれる血糖曲線下面積を基準(100)として，対象となる食品の摂取後の血糖曲線下面積を比較して指数化したものである[10)]．

食物繊維が多い食品，乳製品，酢の物などは，GIを低下させ，インスリンの過剰分泌を抑えることにより，肥満を抑制する効果があるといわれている．

またGL (glycemic load) は，GIに摂取した糖質量を乗じて求められる数値で，低GIの食品であっても，摂取量が多いとGLは高値になり，血糖値は上昇する．

これらの概念は，食物繊維や乳に含まれる蛋白質や脂質が，糖質の消化吸収に影響を与えることで，食後の血糖上昇を抑制していると考えられることから，食品を組み合わせて食事として摂取することが，結果として食後血糖の上昇を抑制することにつながるということを意味している．

玄米や麦飯，全粒粉パンなどの食物繊維が多い食品の摂取が推奨されており，さらにこれらの食品は微量栄養素も多く含まれるため，血糖上昇抑制以外の効果も期待される．

しかし，低GI食品は，その食品のエネルギー量については言及されていない．このため，低GIが直接的に減量効果を示すものではないが，標準体重以下の糖尿病患者や，透析療法を受けていて，必要エネルギー量を摂取し，かつ血糖値を安定もしくは若干低下させるための食品選択をする際の指標としては，非常に有用である．

小児期の肥満治療としてGIの概念を取り入れると，脂肪肝などの合併症の予防や改善の一助となる可能性は高い．たとえば，主食の白米に30％程度の押麦やもち麦を混ぜることで，エネルギーが約10％低下するとともに，GIも20～30％低下する．また乳製品と糖質含有食品を同時に摂取すると，その糖質含有食品のGIを低下させることがわかっており，低GI食品の摂取は食後高血糖を抑制し，インスリン分泌刺激を低減するとともに，中性脂肪上昇の抑制にもつながる可能性を持っている．

シドニー大学のホームページでは, GIの定義や各食品のGI値などのデータベースを提示しているので，詳細について参照されたい（https://www.glycemicindex.com/）．

●MCTオイル

近年，MCT（medium chain triglyceride，中鎖脂肪酸トリグリセリド）オイルを用いたダイエット法が話題となっている．

一般的に日常で摂取している脂質は，長鎖脂肪酸トリグリセリド（LCT：long chain triglyceride）である．MCTは，脂肪酸の数が8～12個と，長鎖脂肪酸トリグリセリドに比べて少ないため，胆汁酸の作用なく消化吸収が可能である．吸収された脂肪酸は，門脈から直接肝臓に入り，またカルニチンの介在なくミトコンドリアでエネルギー産生できるという特徴を持っている．臨床では50年以上，腎疾患などの治療食として，エネルギー供給の目的で利用されている．

中鎖脂肪酸は，母乳や牛乳の中に約0.3 g/100 g，脂肪含有量の約10％含まれており，乳児にとってはエネルギー供給源として需要な役割を担っている．MCTのエネルギーは9 kcalでLCTと同じであるが，LCTに比べて消化吸収が早いという点では糖質に性質が似ている．したがってエネルギー供給量が高い脂質としての性質に加えて，糖質の性質も持ち合わせているともいえる．

しかし，必須脂肪酸の供給源となる多価不飽和脂肪酸を含むLCTとは異なり，MCTの構成脂肪酸は，その多くが飽和脂肪酸である．日本人の飽和脂肪酸の摂取量は，比較的少ないとされているが，飽和脂肪酸の摂取量が多くなると，LDLコレステロールが上昇し，動脈硬化のリスクが増加することは報告されている[11]．しかし，飽和脂肪酸を多く含むMCTを過剰摂取することによる，動脈硬化に対する影響は明らかになっていない．

このようなことを踏まえ，ケトン食や腎臓病の治療を目的とした食事療法以外で，MCTを継続的に長期間摂取することは推奨されない．また，単位当たりのエネルギー量を考えても，効率のよいダイエット法とはいえない．

3 食事教育・指導の実際――「何を」から「どのくらい（摂取量）」への意識変容を促すアプローチのしかた

日本における食品や栄養に関する情報は，それらの食品やその食品に含まれる成分を「どのくらい」という「量」の意識なく，ただ単にその食品を摂取することを推奨することが多い．

肥満の食事療法には「量」の認識が重要であり，量を把握するためには日常的な食事摂取量についての問診が欠かせない．医師の日常的な診療時間の中で，詳細な食事内容について詳細に聞き取りを行うことは難しいと思われるが，養育者のタイプによってアプローチを考えるだけでも，食習慣や食行動の変容につながることも少なくない．ここでは実際のアプローチの一例を紹介する．

1 養育者の3つのタイプ

栄養相談室に入ってこられる養育者は，子供が太ってしまったことに対して，

- タイプA：すでにいろいろな手立てをして減量しようと努力をしている．
- タイプB：減量の必要性についてはわかっているが何も手立てを講じていない（講じることができない）．
- タイプC：減量が必要であるということを認識できていない．

の3つのタイプに大きく分かれている．これらタイプは，栄養相談室の入室時の様子から異なっていることが多い．

これらのタイプそれぞれに合わせた対応によって信頼関係を構築することが，その後の行動変容につなげるためにも重要になる．次に，実際のやりとりの様子の一例を通常行っている食事問診とともに示す．

2 食事問診・食事評価のしかた

養育者のタイプを把握する

「初めまして，管理栄養士の藤谷です．今日，栄養相談にお見えになられたのはどういった理由ですか？」

- タイプA　「ごはんを減らしたり，おやつを食べないようにしたり，揚げ物は食べないなど工夫しているのですが…ちっとも体重が減らないんです」
- タイプB-1「体重は本当に気になっていたのですが，子供が食べたいというのを無理に我慢させるのもどうかと思って…」
- タイプB-2「おばあちゃんとおじいちゃんが一緒に住んでいて，食べたいだけおやつをあげちゃうんです…特にポテトチップスとか，困っているんです！」(困っているけれど何も行動していない)
- タイプC　「そんなに体重は多くないと思っています．お兄ちゃんもこのくらいだったし…子供は少しふっくらしているほうが元気でいいですよね」

このような養育者の様子から，タイプによって行動変容のステージをある程度推測しておき，この後の会話でそれぞれの課題を把握していくようにしている．

問診の手順

①「それでは生活や食事の様子を少し詳しく教えてください」

②「いつも何時に起きますか？」，「朝起きてすぐに何か飲んだり食べたりしますか？」，「朝ごはんは何時頃ですか？」，「今日の朝ごはんは何を食べました？」，「今日の朝ごはんはいつもと同じでしたか？ いつもはどんなものが多いですか？」というように，1日の生活について食事の時間を中心に寝る時間まで聞いていく．

③食事の内容を聞く際には，ごはん茶碗の大きさ，皿の大きさ，肉の大きさ，1回に炊く米の量，いつも購入する肉のパックの大きさなどから，実際の食事の量を推定し，摂取栄養量の概算を算出しておく．
④栄養相談の前に実施している看護師による身体計測から，子供の体格と実際のエネルギー摂取量に大きな乖離がないかを評価・判断する．
⑤通常，聞き取りによる食事摂取量は，実際より約20％は過少または過大申告があるといわれている．そのため，体重から推測されるエネルギー摂取量と差がある場合は，「現在の体重から考えると，もう少しエネルギーを摂っているように思うのですが，何か他に食べているものがありますか？」と問いかけることで，意図して申告しなかった食品などについても「実は…」と言って話してもらえることも多い．申告漏れがあったとしても，養育者を責めたり疑ったするのではなく，「お子さんの状況を改善するために少しでも多くのことを知りたいのです」という意識を持った問いかけが必要である．少しでも多く，かつ詳細な情報が得られるかどうかが，効果的な栄養相談のkeyとなる．
⑥医師によるカルテの記録から，これまでの経過や検査データなどを栄養相談開始前に確認し，脂肪肝などの医療的な課題がある場合は，食事上の改善すべき課題の優先順位をつけておく．

3 意識と行動の変容を目指した栄養相談

「意識づけ」→「目標とする体重」について説明し，現在の摂取栄養量と目標体重を達成するために摂取すべきエネルギー量を提示する．

現在の摂取栄養量は，できれば食事摂取状況から栄養量を算出することが望ましいが，状況として難しい場合には，現体重に体重当たりの推定必要エネルギー量（**表1**）を乗じて摂取エネルギー量を把握することも，炎症などによるエネルギー消費亢進がない状況であれば可能である．

たとえば40 kgの6歳の子供であれば，40 × 70 kcal/kg = 2,800 kcalが摂取エネルギー量に相当すると考えることができる．同様に，目標エネルギー量（指示エネルギー量）は，目標体重に推定エネルギー量を乗じて算出する．しかし，目標体重と現体重に乖離が大きく，本来摂取すべきエネルギー量の遵守によって急激な体重減少をきたす可能性がある場合は，エネルギー不足による成長障害のリスクを減らすために，まずは現在の摂取エネルギー量よりも200～300 kcal/日程度少ないエネルギー量となるような指導を行い，体重の推移をみて指示エネルギー量を微調整していくことが必要である．

行動変容のための声掛け

- タイプAに対して「いつも考えてお食事の準備をされているのですね．素晴らしいです．食事は毎日のことなので，言うは易し行うは難しなんですよ．よくがんばっていらっしゃいますね．秤はお持ちですか？ まずは，ごはんとパンの量を１回計ってみましょう．お子さんのごはんの量は○○くらいがちょうどよい量です．お肉や魚も○gくらいが目安量となります」
→このように具体的な行動について，その方法と理由を示す．

- タイプB-1に対して「お子さんの体重が少し多いと気づいていらしたのですね．さすがお母さんですね．素晴らしいと思います．子供に我慢させるのではなく，○○ちゃんにとってちょうどよい食事の量を食べるようにしてみませんか？今食べているおやつの量は少し多いように思います．半分くらいにしてみましょう．牛乳は学校でも飲んでいるので，家では1日200 mLくらいにしましょう」
→現在の栄養的問題について気づいてもらう．

- タイプB-2に対して「おじいさまやおばあさまとご一緒に暮らしていらっしゃるのですね．お孫さんをかわいがってくださっていてよいですね．でも，おやつをあげないでくださいとはなかなか言いづらいかもしれませんね．今日，病院の栄養士に，おやつは小さいおせんべい１つとチョコひとかけらくらいがちょうどいい量ですよって指導されたことをお伝えしてみてはどうですか？それから，見えるところに体重の記録を貼っておくのもいいですよ」
→現在の栄養問題について，具体的に行動するための手助けをする．

- タイプCに対して「子供は元気が一番ですから，○○ちゃんは元気でとってもよいですね．○○ちゃんの身長と体重の変化をこの成長曲線上に書いてみました．身長はちょうどよく，真ん中のラインに沿って伸びていますね．でも体重は，中央のラインからはみ出してしまっていますね．身長は小学校3年生の標準ですが，体重だけは5年生標準となっています．5年生になるまで体重は変わらず，身長だけ伸びてくれると，身長と体重のバランスが取れた体格になりますよ．少し食事を○○のように変えてみませんか？」
→栄養的な問題があるということに気づくきっかけを提示する．

養育者の意見に対して共感し，タイプAには具体的な方法を，タイプBには最も行動に移しやすい具体的な方法を，タイプCには課題について「見える化」して伝え，行動変容のきっかけをつかめるようなかかわりを持っていく．

栄養相談室を出たときに笑顔で，また家に帰ってすぐにできることを提示してあげることが重要である．

また，料理が得意な養育者には「手作り」でのエネルギー摂取量が適正となるような食品の選択や調理法を知らせる．料理が苦手な養育者には，スーパーやコンビニなどの総菜の上手な利用方法や外食時のメニューの選択などについて説明を行う．前述の**付表2**(p.179～181)では，缶詰や冷凍野菜を利用した献立を提示しているが，栄養相談として実際に使用する献立表には缶詰や冷凍食品を使わないメニューを用意しておくことが多い．しかし，養育者の状況に合わせて「ここは冷凍の野菜を使えます」，「これはめんつゆを使うともっと簡単ですね」と言葉を添えることで，料理に対するハードルを下げるとともに，多様性のある養育者に対応するようにしている．

それぞれの養育者のタイプに合わせた話し方などの対応が，信頼関係を築くためには重要である．相互によい信頼関係を保ち，また非難することなく状況を公平に評価し，課題となる事象を指摘するだけではなく，比較的解決しやすい課題について具体的な行動を子供や養育者の生活に合わせて具体的に示すことで成功体験にもつながる．このようにして相互信頼が深まることで，食事内容の情報をより実情に近い状態で把握できるようになる．

4 管理栄養士が提案する 簡単にできるコンビニ総菜アレンジレシピ

料理が得意，もしくは好きな養育者は，現在の食事の問題や具体的な摂取目標量等を示すことで，自分なりの工夫をしながら日々の食事の改善が進んでいく．一方，そうでない養育者には，食事内容を簡単に整える方法を具体的に示すことが食事改善のためには必要である．

コンビニやスーパーで販売されているパック詰めのチルド食品の総菜や冷凍食品類は，食品衛生上の安全性も担保されており，ある程度の期間は保存できるものが多く便利である．しかしその一方で「味付けが濃い」，「量が多い」，「エネルギーが高い」など，調整が必要な問題もある．

付表3(p.182～190) では，コンビニの総菜に，そのまま使えるカット野菜などを加えて野菜摂取量を増やす工夫や，ひとりひとりの子供の必要量に合った分量に調整する簡単な方法を紹介しているので参考にしていただきたい．包丁を使わず，電子レンジなどを使うことで，簡単に野菜の摂取量のアップにつながる．もやしの代わりにキノコを，キャベツの代わりにレタスや大根の千切りを使うなどの工夫は，そのつどのアイデアとして，家族の好みなども生かして提案してもよい．

また，エネルギー量の調整では，野菜摂取量を増やすとともに盛り付けの工夫などもアドバイスする．たとえば**付表3**の総菜のハンバーグは，小学生の低学年くらいまでの年齢であれば，1/2の量でエネルギーとしても蛋白質量としても十分である．野菜を添えるとともに，ハンバーグを半分に切ってそのまま盛りつけるのではなく，さらに2つに切り分けることで，ハンバーグが半分だという感覚を減らし，2切れのハンバーグであるという意識へと変化させることが期待できる．1人分の分量として「食べきることができる量」が，すなわちその子供に適切な量ではないということを理解していただくことが，食育としても重要となる．

また**付表4**(p.191) には，前述の**付表1**(p.178) の12～15歳の昼食を弁当箱に詰める工夫の例を示す．弁当箱は，通常1食分のエネルギー量が，弁当箱の容量となることを基本として選択するとよい．その弁当箱に食物が動かないようにきっちり詰め，主食：おかず(肉，魚，卵など)：野菜の量が，3：1：2になるようにする．油を使った料理はおかずのうちの1品とするとバランスの取れた弁当となる．

5 小児科医の“顔”が子供の食習慣改善へのスイッチになる

現在の家庭での食事は二極化している．時間とお金をかけて食材を吟味し，料理に時間をかけている人もいるが，簡単で手早くおいしく食べることを優先している人もいる．どちらにも肥満の人は存在し，体重が増加する背景は多岐にわたっている．

「家庭で料理をする」ということを前提に栄養相談を実施すると，結果として食事内容は変化することなく，養育者や子供自身の自己否定感だけが大きくなっていってしまう．まずは自分たちの食事の内容が標準的(**付表1，2，p.178～181**)であるのかどうかということだけでも理解していただくことで，食事量の調整が可能になることも少なくない．

「食べちゃいけない」から，「食べてもよい」という相談へとシフトするためには，「何」ではなく「どのくらい」(摂取量)を意識できるような食事相談が必要である．まずは家族全員が子供を特別扱いすることなく，全員で同じ食事をする中で，健康な体重を維持できるように各自が量などの調整を行うことができることは，結果として継続した食事療法につながっていくと考えている．

小児期は，疾患管理の一環としても栄養管理が重要となることが多い．その際に，小児科医と，小児の栄養管理ができる管理栄養士とが連携することは，治療終了後の健康維持にも貢献する可能性が高い．しかし，現在の日本では，小児期の栄養評価に基づいた栄養管理を実践できる管理栄養士がそれほど多くないことも現状としてあることは否めず，小児科医が自ら子供の栄養相談まで対応しなければならないことも少なくない．

専門職のいないクリニックなどでは，「給食のおかわりをしない」，「夜寝る前のアイスクリームをやめる」，「ポテトチップスはお皿に取って食べる」，「牛乳は1日コップ2杯にする」など，具体的な行動を1つだけ示すとともに，毎日決まった時間に体重を測定し，それを記録するように伝えてみる．もしくは食べたものを毎日写真に撮ることでもよい．このように子供が日々の生活の中で，なんらかの食行動を起こすときに，小児科医の顔を思い出すタイミングを作ることで，自分の食事量に対する意識づけにつながる．食べ過ぎる前に自分が「食べるべき量」を意識することが，食習慣の改善につながっていく．すなわち小児科医の“顔”が，子供たちの食習慣改善に向けてのスイッチの1つになると考えている．

表3　小児期肥満にかかわる10の食事要因とその対策

要因項目			要因理由	対策
食事内容の問題	1．高脂肪・高糖質の食品の多食	【食品例】ポテトチップス，フライドポテト，揚げせんべい，クッキー，スナック菓子，アイスクリーム	体重当たりのエネルギー必要量が高い小児期は，量の調整ができればエネルギー不足を改善できる食事や食品であるが，継続的に多食することでエネルギーの過剰摂取を招きやすい．また，いったん食べ始めると止まらくなることも多い．	小皿によそって1回量を決めて摂取する．だらだら食べをしない．
	2．脂肪が多くなる調理方法	【食品例】から揚げ，コロッケ，フライ，てんぷら，チャーハン，焼き餃子，春巻き	フライやてんぷら，から揚げなどは，小麦やパン粉を使うことでサクサクした触感や高温調理による香ばしさで食欲を増進しやすく，単位当たりのエネルギーも高いため少量で高エネルギーとなりやすい．	肥満度が高い場合は週に1回程度にする．
	3．糖質摂取が多くなりやすい料理（塩分が多い食品）	【食品例】麺類やどんぶり料理，ラーメン，パスタ，牛丼，チャーハン，カレーライスなど．	スープや上に載せている具の塩分で，ご飯や麺類の摂取量が多くなりがちであり，糖質の過剰摂取につながりやすい．同様に食塩が多いおかずはご飯が進みやすい．麺類や米飯は噛む回数が少なくても飲み込みやすい食品であり，噛むことが少ないことにより満腹感の遅延から食べ過ぎ傾向になりやすい食品となる．	野菜をたくさん入れ，味付けを薄くする．もしくはキャベツやきゅうりのサラダなどの野菜料理を1品加え，野菜を食べてから，その他のおかずを食べる．

（次頁へ続く）

要因項目			要因理由	対策
食事内容の問題	4. 脂肪が多く含まれる食品の利用	【食品例】ひき肉，バラ肉，霜降り肉，ハンバーグ，焼き肉（カルビ），しゃぶしゃぶ，すき焼き	一般的なひき肉は，脂肪の割合が多いことで，柔らかく口当たりもよくなるため，ひき肉を使った料理はエネルギーが高くなりがちとなる．また，ひき肉や脂肪の多い肉類は柔らかく，「噛む」ことが少なく満腹感を感じる前に多食してしまう傾向にある．	もも肉などの赤身の部位をひき肉にしてもらう．できるだけ脂肪の少ない部位を料理として使用する．魚は，その脂肪も肉類の脂肪より抗炎症効果やコレステロール低下作用などが報告されているとともに，生食，焼くなど調理法としても油を使わなくてもできる料理が多い．
生活習慣の問題	5. 野菜料理の不足		野菜は単位当たりのエネルギーが少なく，食事の中に野菜料理を加えることで，単位当たりのエネルギー量が減少し，食事全体のボリュームも増加するため，野菜摂取量が少ないことが，高脂肪・高糖質の食事につながりやすい．また食物繊維の摂取不足は，腸内細菌叢への影響によってより太りやすい腸内環境にもつながりやすい．	ランチトレーやマットを利用して，食事を構成する主食，主菜，副菜を意識できるような環境調整から開始する．まずは「量」を問わずに食べることから開始する．「量」や「内容」まで習慣化できるのは短くても月単位，通常は年単位が必要となり，継続的なサポートが必要である．簡単な野菜料理のレパートリーを増やすようなサポートを行う．
	6. 牛乳の多飲		牛乳は不足しがちなカルシウムの良い供給源であるが，1日1Lといった水代わりに摂取することで，意図しないエネルギー過剰につながる．	300～400 mL/日を目安として間食の1つとして摂取する．食事時の水分は水や麦茶とする．
	7. ジュースや果物の多食		—	—
	8. おやつのだらだら食べもしくは早食い		おやつそのものは小児期は必要な第4の食事としての位置づけがある．しかし，食事内容の1にあげた食品（高脂肪・高糖質）のおやつを時間に関係なく摂取することで，3回の食事時に空腹感を感じることが少なくなり，結果として1日中おやつを食べているような状況になるとともに，エネルギー過剰を招きやすい． 同様に早食いは，食事のスピードに胃から脳に伝わる刺激がついていくことができず，満腹感と実際の食事量との間に乖離がある状況となる．	• 食事が十分にとれていない場合であっても，菓子類で補完しない． • おやつは時間を決め，食事量に影響しないような量を与える．子供が自分でおやつを勝手に食べるような管理をしない（菓子類やアイスクリームの量をしっかり把握しておく）． • 早食い予防方法としては，一口食べたら箸を置く，もしくは食事の時間を30分くらいなどとある程度決めておき，時計を見ながら食事のスピードを変更するなどの工夫をする． • まずは自分の食事がどのくらいで終わっているのか時間を計ってみることも1つの方法．

（次頁へ続く）

要因項目		要因理由	対策
生活習慣の問題	9. 欠食，不規則な食事時間	朝食の欠食や不規則な食事時間は生活時間の不規則につながり，ホルモン分泌などにも影響を与える可能性がある．特に遅い夕食時間は肥満のリスクとなるなどの研究報告もある．欠食はその次の食事の過食や間食の増加につながることも多い．	就寝前2～3時間前には夕食を済ませられるような夕食時間を意識する．簡単に用意できる食事の整え方や簡単な朝食についての知識や情報を提示する．
	10. 活動量の低下	子供の活動指数は成人に比べて高く，歩く，走るといった基本的な活動によって，安定した運動能力を獲得し身体機能が発達していくとともに，その活動によって消費するエネルギーそのものも高い．しかし活動量が少ないと，身体機能の発達によって徐々に増加する筋肉などが年齢相当に増加せず，年齢相当の基礎代謝量とならず消費エネルギーが低下する．	テレビやゲームなど，身体を動かすことなく過ごす生活時間を減らすような環境設定をする．外遊びなどの機会を増やす工夫を行う．家の内外の掃除や洗濯，買い物など安全に留意しながら，日々の生活の中で家事をお手伝いすることも方法の1つ．激しい短時間の運動は，特に肥満度が高い子供にとっては継続につながらず，児本人にとっては身体的，精神的な負担も多い．まずは継続することを優先して「身体を使った時間」を増やしていく．

参考文献

1）Shanmugam C, et al：Sports injuries in children. Br Med Bull, 86：33-57, 2008.
2）Atkins R：Atkins' History（https://www.atkins.com）.
3）Editorial comment：The Ketogenic Diet in Epilepsy. The Canadian Medical Association Journal, 24（1）：106-107, 1931.
4）Salway JG：脂肪分解，β酸化，ケトン体生成，糖新生の調整．一目でわかる医科生化学，西澤和久訳, p.64-65, メディカル・サイエンス・インターナショナル, 2007.
5）菅原二三男 監訳：25.脂質代謝 25.7ケトン体とケトアシドーシス，マクマリー生物有機化学 生化学編 第3版, p.831-834, 丸善, 2010.
6）Laura RS, et al：Twelve-month outcomes of a randomized trial of a moderate-carbohydrate versus very low-carbohydrate diet in overweight adults with type 2 diabetes mellitus or prediabetes. Nutrition and Diabetes, 7（12）：304, 2017.
7）Frederick F, et al：A Low-Carbohydrate as Compared with a Low-Fat Diet in Severe Obesity. N Engl J Med, 348：2074-2081, 2003.
8）藤谷朝実：糖質制限はどこまで必要か．日本調理科学雑誌, 53巻5号：365-367. 2020.
9）Garrow, JS 他：4.組織における燃料，ヒュマン・ニュートリション 基礎・食事・臨床 第10版, 細谷憲政 他監修, p.48, 医歯薬出版, 2004.
10）About Glycemic Index（https://www.glycemicindex.com/about.php）.
11）Nakamura Y, et al：Fatty acids intakes and serum lipid profiles：NIPPON DATA90 and the national nutrition monitoring. J Epidemiol, 20（Suppl 3）：S544-548, 2010.

［藤谷朝実］

3

運動療法

1 運動するとどれだけよいことがあるのか？

運動指導で役立つスキャモンの成長曲線

図1は，小児科医にはお馴染みのスキャモンの成長曲線とよばれるものである．体の神経，筋肉，内臓などが各年齢でどのように発達していくかを示した有名な図である．

図に示されているように，「神経型」の曲線のような速度で，リズム感やいわゆる“運動神経”などの神経系が発達する．6歳頃までに急激に成長し，その後，緩やかながらも12歳頃までに100％に達しているのがわかる．また「一般

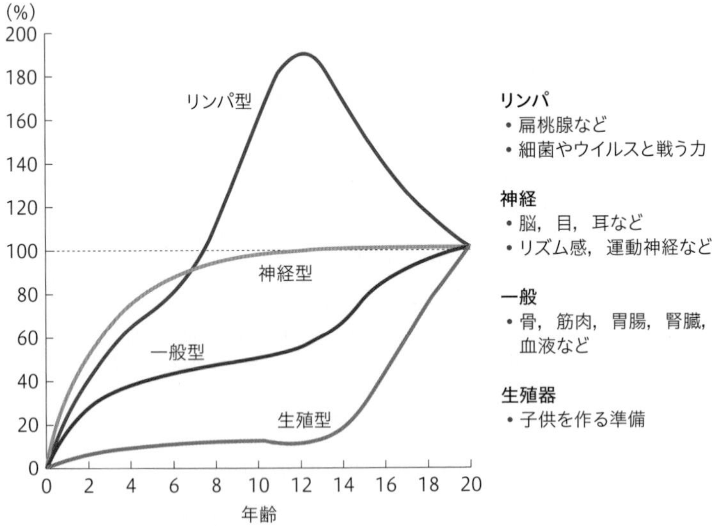

図1　スキャモンの成長曲線

型」の曲線のような速度で，骨や筋肉などが発達する．3歳頃までは急速に成長し，その後やや緩やかになり，13〜18歳頃まで再び急速に成長して，20歳頃に完成する．

これは武道やスポーツを指導する上では必ず知っておかなければいけない知識であるが，残念ながら日本の武道やスポーツの指導者の多くは，このことを知らずに指導している．かく言う筆者も，スキャモンの成長曲線は小児科医として知ってはいたが，これを武道やスポーツの指導に利用するということは，ここ数年でスポーツ医学を改めて学び始めてから知ることとなった．

なぜ，この曲線が重要なのか？ それはけがの予防のためでもあるし，効率よくスポーツや武道に必要な能力を身につけさせるために，適切な時期に，適切な稽古やトレーニングを行うためである．

12歳頃までは，神経系が発達する時期である．この時期は，筋力トレーニングや長距離ランニングなどを訓練するのには適した時期ではない．無理な筋力トレーニングや長距離ランニングは，けがの元となり，最悪，スポーツを続けられなくなってしまうことにもなりかねない．この時期は，サッカーでいえばドリブルなど，基本技術を身につけていく時期なのである．この時期に正しい訓練をして体の使い方を習得していくと，いわゆる“運動神経”がよくなると考えられる．

● 運動神経がよいとは？

ところで，“運動神経”がよいとはどういうことであろうか？ 筋力があること？ 持久力があり，スタミナがあること？ 瞬発力があること？ 心肺機能が強いこと？ スピードがあること？ それとも身体のバランス感覚が優れていること？ 体の柔軟性があること？ それとも，これをすべて兼ね備えていることであろうか？ 読者の方々が考える“運動神経”がよいとは何であろうか？

前述の例に挙げたものは「身体能力」であり，いわゆる“運動神経がよい”とは異なるものである．では“運動神経”がよいとは何なのか？ “運動神経”がよいとは，「脳に入ってきたさまざまな情報を，脳が瞬時に処理して，体を上手に使える」ことである．

運動をしていると，脳にはたくさんの情報が入ってくる．たとえば野球であれば，自分に向かってくるボール，ボールが風を切る音，走っているときに肌で感じる風，ジャンプしたときに足の裏に感じる地面の凸凹，バットにボールが当たったときの手足や体に感じるボールの勢い，舞い上がった土煙の匂い，スライディングしたときに口に入ってしまった土や草の味，誰かに触ったときの肌のぬくもりや汗のベトッとした嫌な感じなどである．このような脳に入ってくるたくさんの情報を瞬時に判断して，最も合理的，効果的な行動ができるように，脳が筋肉へ司令を出して体を動かす．これが上手にできることを「“運動神経”がよい」と言う．

そして，神経系が最も発達する時期に，武道やスポーツを通してさまざまな種類の多くの刺激が脳に入ってきたほうが，子供達の“運動神経”はよくなる．したがって大人になってからではなく，子供だからこそ運動するべきなのである．子供の頃に運動をせずに運動に対する苦手意識がついてしまうと，大人になっても運動をしなくなってしまいがちである．子供達の肥満予防のためにも，神経系が発達する時期にさまざまな運動にチャレンジさせて，体を動かす楽しさを知ることは重要であろう．苦手なことにチャレンジしようという気持ちは，歳をとればとるほどなくなってくるものである．成人になってからのメタボリック症候群や生活習慣病を予防するためには，やはり子供の頃からの運動が必要なのである．

最近，e-sports（e-スポーツ）と称して，アジア地域などでゲームの大会が開催されている．ゲームでは，脳にどれだけの刺激が入ってくるのであろうか？ ゲームではボールが風を切る本物の音は聞こえないし，走っているときに肌で風を感じることはできないし，ジャンプしたときに足の裏に地面の凸凹を感じることはないし，バットにボールが当たったときの手や足に伝わる感覚はないし，ボールの勢いを体で感じることはできないし，舞い上がった土煙の匂いも感じないし，スライディングしても口に入ってしまった土や草の味は感じられないし，誰かに触ったときの肌のぬくもりや汗のベトッとした嫌な感じもない．このようにゲームでは，脳の一部しか使っていないのである．

前述したことの繰り返しになるが，神経系が最も発達する時期に，武道やスポーツを通してさまざまな種類の多くの刺激が脳に入ってきたほうが，子供達の“運動神経”はよくなるのである．子供達の体力は，筆者が子供であった40年前と比べて確実に低下している．運動をする子と運動しない子で，体

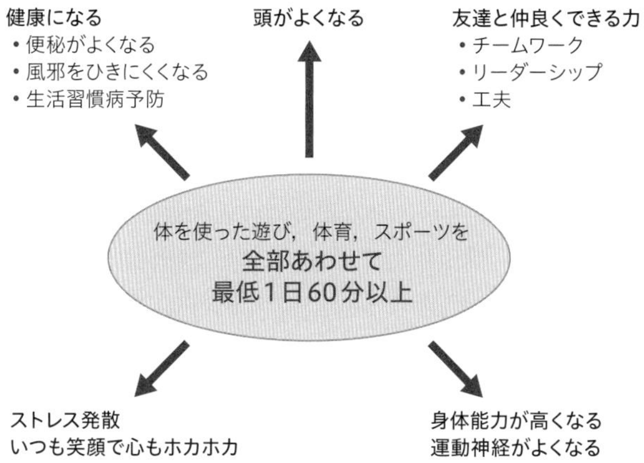

図2　運動するとどんなよいことがあるのか

力が二極化しているとも言われている．これはさまざまな調査結果で示されていることである．

体力が低下した理由としては，ゲーム・ビデオ・インターネットの普及，交通網の発達，治安の問題，都市化で遊び場がなくなったこと，われわれ大人や社会の寛容性が低下したこと，塾や勉強が忙しいなど，さまざまな要因が考えられる．いずれにせよ，外で思いっきり体を動かし，暗くなるまで泥んこになりながら遊んでいた時代とは異なり，子供達の体を動かす機会が減っている．そして体を動かす機会が減っている現代だからこそ，武道やスポーツで体を動かすことが重要になってきているのである．

子供達の体力低下は，日本だけではなく世界的にも問題になっている．そして世界中の国々で1日60分以上の運動を推奨している．

図2に，運動するとどんなよいことがあるのか，ここまで述べたことのポイントをまとめた．

実はこれらの話は，筆者の施設で2018年10月に開催した市民公開講座「どうしたらいいの？子供の肥満」での講演内容（「なぜ，子供にとって運動は必要か？」）から抜粋したものである．患者・家族への指導に役立てていただけたら幸いと思い，紹介させていただいた．

2 運動する子と運動しない子の二極化が進行

東京で前回オリンピックが開かれた昭和39（1964）年以降，日本では，内容の見直しや変更はあるものの子供達の体力・運動能力に関する調査が行われている．この調査によると，ほとんどのテスト項目で，1964～1985年前後までは向上しているが，1985年頃をピークに約10年間，急激な低下がみられる[1]．特に，小学生では「跳ぶ」，「投げる」などの全身を全力でタイミングよく操作する能力，中学生以上では持久力において，その傾向が著しい．ちなみに家庭用ゲーム機の普及のきっかけとなった任天堂のファミリーコンピュータ®の発売が1983年，今の携帯型ゲーム機の原型ともいえるゲームボーイ®の発売が1989年であり，見事に一致している．体力低下の原因はさまざまなものが想定されるが，家庭用ゲーム機や携帯型ゲーム機，スマートフォンの普及の影響は少なくないであろう．

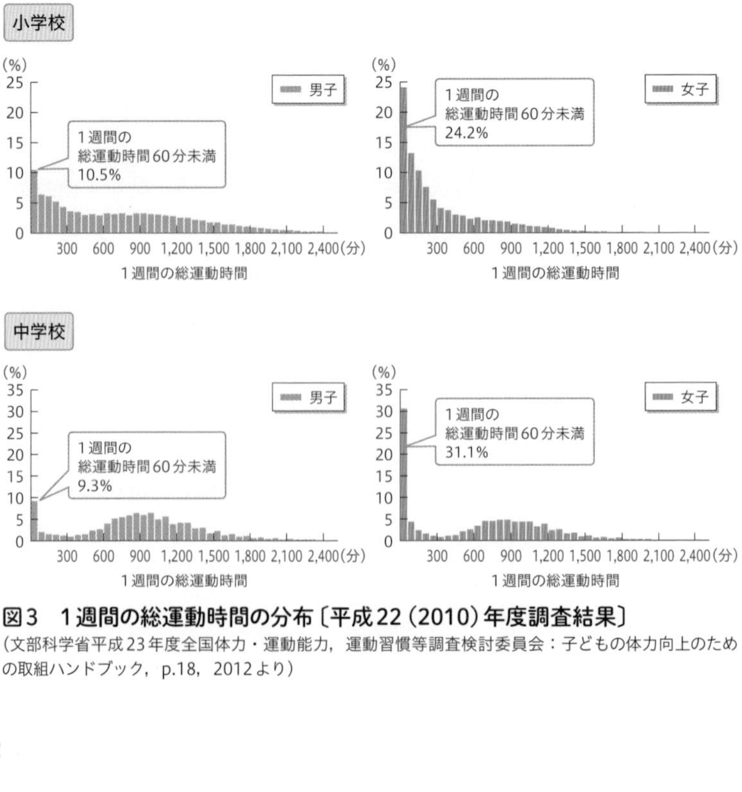

図3　1週間の総運動時間の分布〔平成22（2010）年度調査結果〕
（文部科学省平成23年度全国体力・運動能力，運動習慣等調査検討委員会：子どもの体力向上のための取組ハンドブック，p.18，2012より）

子供の体力が低下している一方で，スポーツクラブや習い事で，幼少期から積極的に運動やスポーツをしている子供も多く存在する．そして，よく運動をする子＝体力・運動能力が高い子と，あまり運動をしない子＝体力・運動能力が低い子の二極化が進んでおり，体力・運動能力の高い子の成績はほぼ頭打ち状態である一方，体力・運動能力の低い子の成績は低下し，両者の差が開いてきている．

図3は，文部科学省が発表した近年の「全国体力・運動能力，運動習慣等調査」(全国の小学校5年生および中学校2年生対象)の結果であるが，運動・スポーツによって体を動かす時間が「1週間」に60分未満の子供が，女子中学生では30％以上を占め，「1日」に60分未満の子供達は，小学生男女，中学生女子においては大半を占めている．そして**図4**のように，1日に60分以上(週に420分以上)の運動をする子と，そうではない子との間には，体力と運

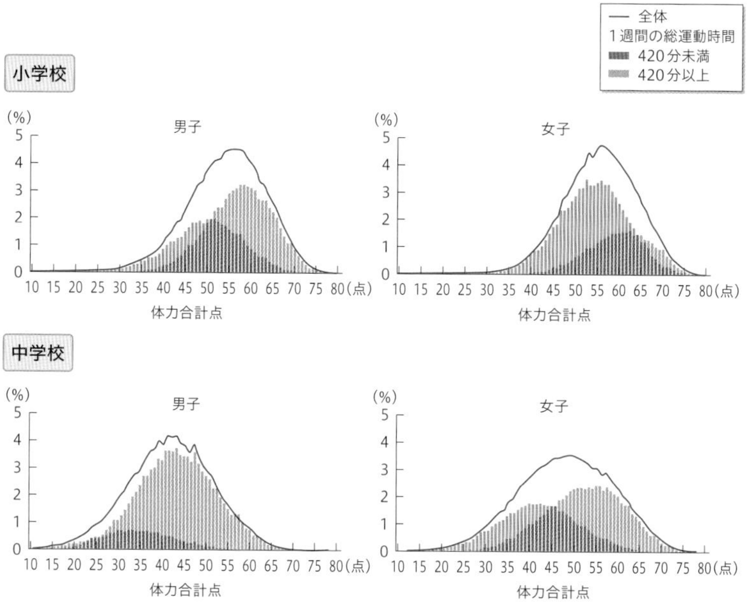

図4　1週間の総運動時間と体力合計点との関連〔平成22(2010)年度調査結果〕

(文部科学省平成23年度全国体力・運動能力，運動習慣等調査検討委員会：子どもの体力向上のための取組ハンドブック，p.18，2012より)

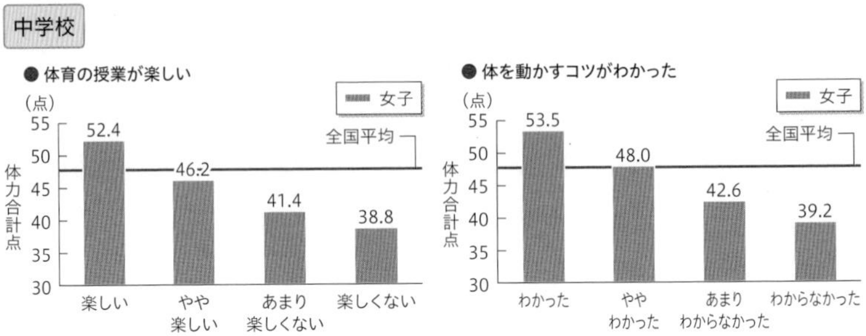

図5　「体育の授業が楽しい」「コツがわかった」と体力合計点との関連〔平成21（2009）年度調査結果〕

（文部科学省平成23年度全国体力・運動能力，運動習慣等調査検討委員会：子どもの体力向上のための取組ハンドブック，p.21，2012より）

動能力に差がみられる．

また**図5**のように，体育の授業で「動きのコツがわかった」，「運動やスポーツがうまくできるようになった」，「体育の授業は楽しい」という質問に対しては，コツがわかったと答えた生徒は体力合計点が高く，体育の授業が楽しいと答えた生徒も体力の合計点が高かった．つまり，コツがわかり，うまくできるようになれば，体育の授業が楽しくなる可能性を示している．子供達が動きのコツをつかめれば，できなかった運動ができるようになり，それを反復すればより上達し，体育・保健体育の授業や，運動やスポーツをすることが楽しくなる．そして，楽しくなれば運動やスポーツをする時間や機会が増える，というサイクルを繰り返すことで，運動時間が増大し，結果として体力も高められていくことになると考えられる．運動嫌いの肥満の子供達へは，体を動かすコツを教えてあげることで，運動することが楽しくなり，運動時間が増える可能性がある．

肥満症やメタボリック症候群は生活習慣病である．主に中高年にみられると考えられがちであるが，実は基礎的背景にある生活習慣は小児期に形成されている．**図6**に示すように「朝ご飯を食べない」ほうが体力合計点が低い，つまり運動習慣が少ないと考えられる．夜更かしをする，朝起きられない，朝ご飯を食べないなどの誤った生活習慣が，運動習慣の少ない生活を生み出し，そして体力・運動能力が低くなり，それゆえに運動が楽しくないので，

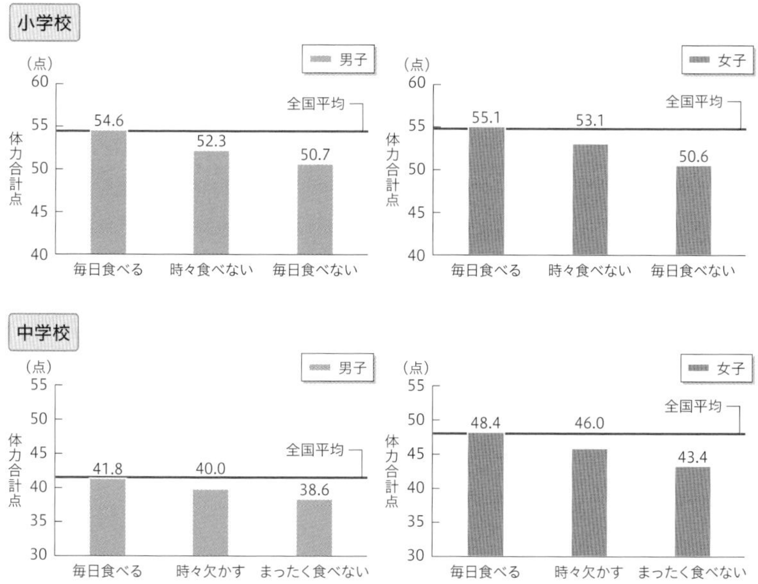

図6　朝食の摂取状況と体力合計点との関連〔平成22(2010)年度調査結果〕
(文部科学省平成23年度全国体力・運動能力，運動習慣等調査検討委員会：子どもの体力向上のための取組ハンドブック，p.23，2012より)

さらに運動しなくなるという悪循環に陥っている可能性がある．

3 小児肥満に対する運動指導のピットフォール

肥満小児では，循環器系に大きな負荷がかかっており，早歩き程度の運動でも，無酸素性作業閾値に到達してしまう子もいる[2)]．無酸素性作業閾値とは，体内に十分な酸素が存在している有酸素性代謝から，無酸素性代謝経路が主となり，血中乳酸値が上昇し始める境界点のことである．つまり，健常児では有酸素運動である歩行運動が，肥満小児においては100メートル走のような無酸素運動になりうるということである．したがって，運動指導を行う際には，無理のないスピードで，無理のない距離を歩かせるなど，運動強度が高くなり過ぎないように配慮する必要がある．また，肥満小児は身体操作も拙劣であり，膝関節や股関節にも負荷がかかるため，下肢のけがを起こしやすい．けがをしている期間に，また体重が増えてしまうということにもなりかねないため，十分な注意が必要である．

運動指導をする際に，目安として，1日の歩数を用いて指導を行う場合がある．成人では1日に1万歩が推奨されることが多い．これは週当たり2,000 kcal（1日当たり約300 kcal）以上のエネルギー消費に相当する身体活動が推奨されていることから，歩行時のエネルギー消費量を求めるための米国スポーツ医学協会が提示する式を用いて，体重60 kgの者が，時速4 km（分速70 m），歩幅70 cmで10分歩く（700 m，1,000歩）場合を計算すると，消費エネルギーは30 kcal，つまり1日当たり300 kcalのエネルギー消費は1万歩に相当する，ということに基づいている．日本人の歩数の現状では，1日平均で男性8,202歩，女性7,282歩であり，1日1万歩以上歩いている者は男性29.2％，女性21.8％である（平成9年度国民栄養調査）．

一方，小児においては，「平成23年度 東京都児童・生徒の日常生活活動に関する調査」によると，小学生男子は約1万2,000歩，中学生男子が約1万歩，高校生男子は約8,000歩となっている．一方，1980年代の調査を見ると，小学生男子は2万歩を超えるものが多い[3)]．1980年代は家庭用ビデオゲームが普及し始めた時期でもあるが，30年間で小学生の歩数が半減していることになる．

したがって，小中学生に歩数を基準として運動指導を実施する場合には，1日1万歩では足りない可能性がある．著者が運動指導する際には，歩数を徐々に上げながら，最終的には小学生は2万歩，中学生は1万5,000歩を目指すように伝えている．

4 運動指導に活用できる資材・ウェブサイト——アクティブ・チャイルド・プログラム（ACP）など

日本では，日本体育協会（現 日本スポーツ協会）が「子どもの身体活動ガイドライン」で，また文部科学省が「幼児期運動指針」で，毎日合計60分以上，体を動かすことを推奨している．WHOや世界の多くの国々でも，毎日合計60分以上の身体活動を推奨している．

日本スポーツ協会は，子供が発達段階に応じて身につけておくことが望ましい動きを習得する運動プログラムとして，アクティブ・チャイルド・プログラム（ACP）を開発した．子供達が楽しみながら積極的に体を動かせるこのプログラムは，次の4つのテーマについて実際の指導現場への普及を図っている．

①子供の体力・身体活動の現状や，体を動かすことの重要性

②多様な動きを身につけることの重要性や動きの質のとらえ方

③遊びプログラムの具体例として，運動遊びや伝承遊び

④身体活動の習慣化を促すアプローチとして，ポイントや実践例

また日本スポーツ協会のホームページには，具体的な運動遊びも紹介されている（https://www.japan-sports.or.jp/Portals/0/acp/hogosyakodomo.html）ので，ぜひ参考にしていただきたい．そのなかで家の中ででもできる運動遊びは，YouTubeでも紹介されている（https://www.youtube.com/watch?v=SqoCw69wh2k）．また，体を動かす楽しさを忘れてしまった子供達が，異世界に吸い込まれてしまうというストーリー仕立てで体を動かすことの重要性を教えてくれる動画「子どものからだ，動かさないとどうなるの？」は，子供達でも理解できる内容で説明されている（https://www.youtube.com/watch?v=_y4mnt62fN4）．

ウォーキングやジョギングなどを運動療法として勧めることも悪くはないが，やはり，楽しくないと長続きしない．またウォーキングやジョギングは，夏の暑さや雨や雪などの天候が，運動習慣を中止するきっかけにもなりかねない．そもそも，ふだんから運動習慣のない家庭では，運動するようにと言われても，具体的に何をしたらよいかもわからないこともある．ここに紹介したような資材・ウェブサイト（**表1**）を活用していただき，日常生活の中，家の中でも，楽しみながら簡単にできる運動を紹介してほしい．

表1　運動指導に活用できるウェブサイト

日本スポーツ協会アクティブ・チャイルド・プログラム		https://www.japan-sports.or.jp/Portals/0/acp/index.html
運動遊び		https://www.japan-sports.or.jp/Portals/0/acp/hogosyakodomo.html
家の中ででもできる運動遊び		https://www.youtube.com/watch?v=SqoCw69wh2k
子どものからだ，動かさないとどうなるの？		https://www.youtube.com/watch?v=_y4mnt62fN4
ソーシャルディスタンス遊び		https://www.japan-sports.or.jp/Portals/0/acp/pdf/ソーシャルディスタンス遊び.pdf

参考文献

1）内藤久士：ジュニアスポーツの現状と展望．ジュニアアスリートをサポートするスポーツ医科学ガイドブック，金岡恒治，赤坂清和編，p.2-13，メジカルビュー社，2015.
2）原光彦：発育と運動－小児科系．スポーツ医学研修ハンドブック 基礎科目 第2版，日本スポーツ協会指導者育成専門委員会スポーツドクター部会監修，p.56-68，文光堂，2011.
3）足立稔 他：小学生の日常生活における身体活動量の評価 二重標識水法と加速度計法による検討．体力科学，56：347-356，2007.

［十河　剛］

4 行動療法

肥満症は，健康問題を生じている，または生じるリスクが高い状態であり，小児肥満症診療ガイドライン2017では，“医学的に治療が必要な疾患単位”と定義されている．その治療は食事療法や運動療法など生活行動の改善が中心であるが，行動療法もそれらを補うものとしてガイドラインの中で推奨されている．

行動療法は，数多ある心理療法の中でも歴史が長く，理論体系が最も整備されているものの1つであるが，「行動療法って，生活行動を改善する取り組みでしょう？」といった不十分な理解をされている場合も少なくない．そこで本項では，行動療法についてわかりやすく解説した上で，読者の方々が心理職と連携する際のコツについて紙幅の許す範囲で紹介したい．

ご自分の施設で行動療法を一から十までやるのは無理だとしても，以下に紹介する流れの中から，できそうなところからつまみ食いするように試していただくのもよいと思われる．“何かウチでもできそうなことはないかな？”という視点で読んでいただければ幸いである．

1 行動療法とは

患者と治療者との関係性をベースに，対話ややりとりによって患者の心理社会的問題を改善していく方法を心理療法（または精神療法）という．心理療法にはたくさんのやり方があるが，その中でも行動療法は歴史が古く，有効性に関するエビデンスも蓄積されている理論・技法の体系の1つである．誤解をおそれず単純化していえば，行動療法とは，**誤って身につけてしまった適応的ではないパターンを修正し，より適応的なパターンを身につけるための**

一連の治療法といえるであろうか．まずは行動療法の特徴について，次にまとめる．

1 行動療法の特徴

学習理論に基づいている

行動療法は，学習理論を基礎においている．ここでの“学習”とは，経験に基づく比較的永続的な行動の変容を意味する．

学習理論では，ヒトのさまざまな問題行動は，適切な行動を学習できなかったため，あるいは不適切な行動を誤って学習してしまったため（誤学習）に起こると考える．たとえば，幼少期から食事時間や回数が不規則な環境で過ごした結果，「食事は好きなときに食べればよい」という価値観になるとか，食事を減らすダイエットをしてみたものの（間食は減らさなかったため）体重減にいたらず，「自分はどう食べても太ってしまう体質なんだ」と考えるにいたるとか，こういった場合が，学習のつまずきにあたる．

代表的な学習理論には，新行動S-R理論，オペラント学習理論，社会的学習理論などがある．

まずS-R理論は，先行するなんらかの刺激（Stimulus）に対する反応（Response）が起こるというシンプルなモデルを考え，期待する反応を導くように刺激を工夫したり，刺激を調整することで望ましくない反応を減らすと考える理論である．有名な“パブロフの犬”は，この新行動S-R理論に基づく代表的な実験である．

2つ目のオペラント学習理論では，ヒトの行動はそれに随伴する報酬や罰（強化子）によって生起頻度が変わるというモデルを考える．望ましい行動を増やしたければ報酬を与え，減らしたい行動があれば，それに伴う報酬をなくしたり，罰を与えるという着想がここから生まれた．たとえば食べ過ぎてしまったとして，自己誘発性嘔吐や下剤乱用をすれば，一時的には体重は即座に下がる．この即時性が，報酬となり，この誤った対処を繰り返すようになり，ダイエットをきっかけに摂食障害に発展してしまうことも少なくない．これもまた誤学習の結果といえる．

3つ目の社会的学習理論では，ヒトの学習は自分が体験した場合だけでなく，他者の観察によっても起こるというモデルを考える．たとえば，ダイエットは個人でやるよりも，グループで進捗を報告し合い，互いの達成を共有するしくみを作ることで促されるが，そこには社会的学習も一役買っている．

行動療法では，これら学習理論のモデルに基づいて問題を図式化し，介入方法を考えていくことになる．

行動に介入する

行動療法における“行動”には，いわゆる動作としての行為にかぎらず，思考や感情などの内面も含める．少々強引に感じるかもしれないが，そういうものだと思っていただきたい．とはいえ，基本的には行動療法では，客観的に観察可能な行動に焦点を当てる場合が多い．回数や程度など，数字や尺度で表現できる行動をターゲットに，治療的介入をしていくことになる．

たとえば，肥満症の治療であれば，面接のたびに体重を測定し，それをグラフで視覚化して共有するのが基本である．食べ過ぎれば体重は増え，規則正しい食事ができていれば体重は変わらないという単純な事実を実感することが重要になる．もし早食いが問題であれば，一口あたりの噛む回数を30回にするなどの介入を行っていくことになる．

根本的な原因は問わない

心理療法の多くは，症状や問題の原因や成り立ちに関心を割く．たとえば，虐待，つらい死別，いじめなど，幼少期の逆境的体験がその後の人生の精神的健康度に及ぼす影響の大きさについては，近年の児童精神医学領域でのトピックの1つになっている．しかし，行動療法ではそこは問わず，あくまで今，問題となっている行動の修正のみを目指す．

また少なからぬ心理療法において，その人自身の“人格的な成長”が(多少なりとも)目標に含まれる．成長することで問題を乗り越えたり，抱えたりできるようになるわけである．しかし行動療法ではそのような全人的な成長を目指すことはしない．もちろん，結果的にそうした成長が起こることもあるかもしれないが，治療ではあくまで問題となっている行動の消去や新しい行動パターンの習得に焦点をあてる．

実際的な技法の集まりである

精神分析的心理療法では，ヒトの心の構造やしくみについての基礎理論があり，症状や問題もその理論に沿って理解し，治療的介入が行われる．

これに対し行動療法は，より具体的な問題に対して有効とされるさまざまな治療技法を組み合わせていく治療法である（たとえば，強迫性障害で何かに触れると手が汚れた気がして手洗い行為に何時間もかかるという問題に対し，敢えて手を洗わずに不安に直面させる暴露反応妨害法が奏効する．実際の治療では，これに加えて触れた際の不安の大きさに基づく一覧を作り，小さいものから順にアプローチするスモールステップの方式を組み合わせたりする）．

いわゆる神経症や対人関係における葛藤を扱うには，行動療法は不向きかもしれない．一方で強迫性障害や恐怖症など不安に基づく問題や，生活習慣に根差す種々の問題などの改善に奏効することが示されている．

2 行動療法と認知行動療法

近年，認知行動療法（Cognitive Behavioral Therapy：CBT）が話題になっていることをご存じの方もいるかもしれない．認知行動療法では，何か出来事が起こったとき，それをどのようにとらえるか（＝認知）を重視する．たとえば，順調に減らせていた体重が増えてしまったとき，「そういうこともある．何が問題だったか見直してみよう」と考える人と，「ああ，やっぱり何をやってもダメなんだ」と考える人では，前者がこれまで気づかなかった生活習慣の問題を発見し，改善を進めていける一方，後者は治療からドロップアウトしてしまうかもしれない．このように，同じ出来事があっても，それをどのようにとらえるかによって，その後は大きく変わる，だからこそ，とらえ方（＝認知）にアプローチしていくというのが認知行動療法の考え方である．

行動療法と認知行動療法は，その発展の歴史も重なるところがある，きょうだいのような治療法である．認知行動療法は，疾患ごとの標準的プロトコルを作成し，効率よい治療パッケージを提供する作業を得意としている．保険制度との相性がよいためか，わが国でもすでにうつ病や摂食障害に対する認知行動療法は，診療報酬の対象となっている．ともあれ，心理療法を専らにするわけではない方にとっては，両者はほとんど同じものと考えていただいてよいであろう．肥満症に関しては，歴史的には行動療法に関する論文が目立つが，近年では似たような内容ながら認知行動療法と表現する場合が増えているようである．海外では，肥満症に向けてパッケージ化された認知行動療法(CBT-OB)も開発されている．

2 肥満症の行動療法の実践

次に，肥満症に対する行動療法の実際の具体的な流れについて紹介する．前述したように，行動療法は，有効とされるさまざまな技法を組み合わせたものである．データや経験の蓄積の中で，より有効な組み合わせ方や順序の標準はできていくが，個々の技法だけでも効果はある．本項の冒頭で触れたとおり，ご自分の施設で取り入れられそうなところからやってみていただければ幸いである．

また，肥満症を含めた生活習慣の問題に取り組む際は，“こうするのがよい”と正しい知識を振りかざして，強制的に是正しようとするのはNGである．それをしても，効果は一時的か，下手をしたら治療からのドロップアウトを招くなど逆効果になりかねない．行動療法や認知行動療法では，治療プロセスを治療者と患者とが協働で進めていくのが鉄則である．何か説明をしたら患者の理解を確かめ，何か1つ介入をしたら本人がきちんとこなせているかどうか，やってみた結果をどう評価したかを確認しながら進めるようにする．

行動療法が目指すのは，患者自身が問題を自ら解決できるようになることである．肥満症の治療でいえば，患者自身が“肥満は問題である”と理解し，体重増加に向かうような生活習慣や行動を見つけて，適切な対処行動がとれるようになることを目指すことになる．そのため，治療の1つ1つのステップは，患者にとって1つ1つの学習機会となる．一方的にこちらがやってしまうのではなく，それを患者自身の学びにしていくという姿勢が重要である．

もちろん，医療者側が評価のしかたなどのお手本を示すことも重要である(社会的学習理論も行動療法のベースの1つである)．その場合は，どういう観点で評価するのか明示し，次第に患者自身が評価できるように促すことが大切である．たとえば体重を測定してグラフを作成するとき，患者は「減ったかどうか」に着目しがちである．しかし，最初は体重を減らすことではなく，体重がある程度増減するものであること，その増減と実際の食行動とがどのように関連するかを納得しながら理解してもらうことが重要である．治療者側がそのあたりに着目していることを説明しながら，体重の変化を見ていく．このようにこちらの観点自体を患者に伝えていくわけである．何か課題を課す際は，診療の場で一緒にやってみて，患者がきちんとこなせることを確かめた上で課すのもよいであろう．確実に自力でこなせることを課し，きちんと成功を体験させることも重要である．教科書や論文に載っているから，正しいからと，一方的に課題を課してしまうのは行動療法とはいえない．

また，行動療法を実施する際に，年齢制限は特にない．行動が生じる前後の状況を詳細に分析し，手を付けられるところから介入する治療法であるので，重度の知的障害や発達障害に対しても臨機応変に工夫して適用できるのが行動療法の強みである．実際に，たとえば小学校低学年以前とか，知的発達の遅れが合併している場合であれば，養育者による行動のコントロールを行うことになる．一方で小学校高学年以上で，知的発達に特に問題がなければ，本人との言語的やりとりも重視しながら進めるといった按配である．

実際の肥満症の臨床では，子どもが低年齢の場合は，親御さんへの指導などの環境調整中心に対処することになる．一方で，二次性徴や思春期を迎えても肥満の状態が維持されているような場合には，行動療法を含む，より強度の高い治療が検討されることが多いと思われる．

そこで，次に紹介する方法（特に具体的なやりとり）は，小学校高学年以降の子供をイメージした形になっている．より低年齢のケースや，知的発達水準が標準に満たない場合などは，本人と言語的なやりとりをする代わりに，問題となる行動の前後の状況や刺激を分析し，それらをコントロールする形で親御さんに動いてもらうことになる．薬物治療と異なり，致命的な副作用などはほとんど起こり得ないという意味では，早い段階から行動療法のエッセンスなどを日々の指導にも援用していただけるとよいのではないだろうか．

ここから，行動療法の内容をより具体的に紹介していく．まず**図1**に，行動療法の流れを簡単に示す．①事前アセスメントから始め，②患者の動機づけを育てながら，③目標を設定する．目標に沿って④行動変容に取り組みつつ，⑤評価をしていく．1つの目標が達成されたら，新たな目標を立てて③～⑤を繰り返す形で最終的な大目標を目指していく．大きな目標にたどり着く

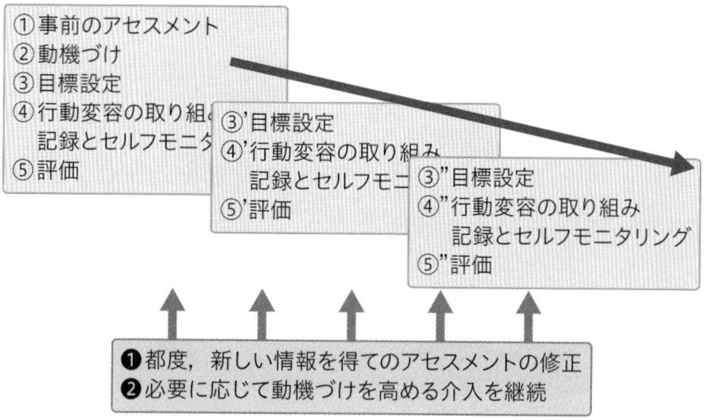

図1　行動療法の進め方

ために，（確実にうまくいく）小さな目標を立てて1つずつクリアしていくことを「スモールステップの原則」といい，これは行動療法の基本的な考え方の1つである．③～⑤を進めつつ，適宜，①の情報と照合したり，②の動機づけは常に心がけていくようにする．

1 アセスメント

初診の患者については，行動療法においても，ふだんの過ごし方や生活環境，性格傾向など，食事にかぎらない幅広い情報を集める．このとき**具体的に目の前の患者の１日がイメージできるように情報を集める**のがポイントである．

質問紙

問診と同時に，食行動に関する「質問紙」も行う．実際の食行動の偏り（時間や摂取量が一定しない，早食いなど）や，過度な期待（“治療を受ければすぐに十分な減量が可能である”など），誤った認識（“自分は水を飲んでも太る体質だから努力してもしかたがない”など）などを丁寧に把握する．食行動のどういったところに，どのような問題があるかを網羅的に拾うためには，質問紙は有効な方法である．1つ1つ聴取してもよいが，それでは時間がかかってしまい現実的ではないからである．質問紙により，脂っこいものが好きで摂取カロリーが多いのか，食事が不規則で好きなときに食べてしまっているのか，あるいは規則正しく食べているけれど一度に食べる量が多いのかなど，おおよそのパターンも見えてくる．また治療が進んだ段階で同じ尺度をとれば，効果の検証やどこでつまずいているかの情報も得られる．質問紙の種類としては，坂田(1996)の55項目や，中道(2015)の18項目(**表1**)などがある．質問紙は，単に情報を得るだけでなく，供覧しながら質問することで，その件に関する本人の認識を確認したり，**本人の問題を外在化する**(“見える”化する)ことで自己理解や認識を深めたりと，治療におけるさまざまな役割を

表1　質問紙の例

YN食行動質問票					
あてはまる答えの番号を〇で囲んでください ①あてはまらない　②時々あてはまる ②その傾向がある　④あてはまる		あてはまらない	時々あてはまる	その傾向がある	あてはまる
1	早食いである	1	2	3	4
2	コンビニをよく利用する	1	2	3	4
3	冷蔵庫に食べ物がないと落ち着かない	1	2	3	4
4	連休や盆，正月はいつも肥ってしまう	1	2	3	4
5	身の回りにいつも食べ物を置いている	1	2	3	4
6	他人が食べているとついつられて食べてしまう	1	2	3	4
7	よく噛まない	1	2	3	4
8	外食や出前が多い	1	2	3	4
9	食事の時間が不規則である	1	2	3	4
10	外食や出前を取るときは多めに注文してしまう	1	2	3	4
11	ハンバーガーなどのファーストフードをよく利用する	1	2	3	4
12	何もしないとついものを食べてしまう	1	2	3	4
13	たくさん食べてしまったあとで後悔する	1	2	3	4
14	果物やお菓子が目の前にあるとつい手が出てしまう	1	2	3	4
15	口一杯詰め込むように食べる	1	2	3	4
16	甘いものに目がない	1	2	3	4
17	肉食が多い	1	2	3	4
18	食事の時は食べ物を次から次へとどんどん口に入れて食べてしまう	1	2	3	4

(中道敦子 他：一口量に注目した食行動評価：YN 食行動質問票の有効性．Journal of Oral Health and Biosciences，27 (2)：73，2015より)

担ってくれる．小児の場合，質問紙は本人が答えられなければ親御さんに回答してもらうことになる．

2 動機づけ—OARSのスキルを用いる方法

情報が把握できたら，さっそく減量や食事制限の指導をするか…というと，そうではない．肥満症の治療においては，食事を含む生活習慣を変えていくことが重要になる．しかし，外から強制された“改善”は長続きしない．あくまで本人が自ら変化を望み，それを維持しようと思えることが重要である．外から強制されたり，ご褒美があるからするのではなく，あくまで**本人がそうしたいと望むことを内発的に動機づけられた状態**といい，理想的にはこの状態を目指す．

ところが，変えたほうがよいと頭でわかっていても，なかなか悪癖を変えられないのがヒトの常である．ヒトは誤りを指摘されると，傷つかぬように耳を塞いで自己防衛するか，あるいは頑なになって自らの正当性を主張するかもしれない．治療者側が（医学的に正しいからといって）それと対抗すると，意地の張り合いになってしまう．そうならずに前向きな動機づけを育てるには時間と根気が必要である．

この動機づけを高めるためのコミュニケーション技術として，**動機づけ面接（motivational interview）**がある．動機づけ面接は，共感的な傾聴に共通する要素を研究によって抽出し，対話の技術としてまとめたものである．行動療法が有効とされる強迫性障害や肥満などの生活習慣の問題には，不適応的な行動へ依存する心理が共通している．よくないと頭ではわかっていても変われないのが依存であり，依存することで部分的には楽になってしまうのも事実である．しかし同時に，たとえどんなに小さくとも「よくないのになぁ…」という葛藤もあるはずである．動機づけ面接は，本人の中にあるこの葛藤の芽を見つけ出し，大きく育てていくための方法である．葛藤のうち，前向きに変わりたいと思う本人のその内発的な思いを応援し，改善のための努力を支えることが大切になる．

動機づけ面接は「変えてみようかな」という本人の前向きな思いを汲みとり，自ら変化に向かっていけるよう支える，共感のための技術である．共感は単

表2　動機づけ面接のOARS

O：Open ended question/開かれた質問 A：Affirmation/是認 R：Reflective listening/聞き返し S：Summarize/サマライズ

なる同情とは異なり，相手がどのように感じているかを理解し，理解したことを相手と共有することで初めて成り立つ．動機づけ面接を習得するには，日本動機づけ面接協会などの研修があるが，ここでは共感を伝えるためのOARS（**表2**）というスキルについて簡単に紹介したい．

● O：開かれた質問

はい/いいえで答えられる閉じた質問は，答えやすいという利点がある．患者との治療関係ができていないうちは，閉じた質問を使うのも大事である．しかし，ある程度関係ができて，治療に向けた動機づけをしていく段階では，閉じた質問はむしろ治療者側の誘導になってしまうことになる．本人の自発的な考えや思いを引き出すためには，開かれた質問の使い方が大切になる．

×悪い例：治療者「肥満のままでいいんですか？」
患　者「…いえ，よくはないです…でも…」

○良い例：治療者「現状は肥満の状態です．どうしたいと思いますか？」
患　者「…う～ん……もっと健康的になりたいです」
治療者「健康になりたい，大事なことですね．具体的にはどうなると“健康”になると思いますか？」
患　者「もう少し体重が減ったほうがいいと思います」

● A：是認

相手の発言から前向きな要素を見つけ，そこを口に出して共有することが大切である．一見，ネガティブな発言の中にも，変化のための種が落ちていることがある．そこをていねいに拾い上げることが大切である．

患　者「今週は全然ダメでした…また食べ過ぎてしまって…」
治療者「食べ過ぎてしまって…それで？」
患　者「これじゃダメだと思うんです」

治療者「以前と同じように食べ過ぎてしまった…けれど，以前とは違ってこのままでは嫌だ，よくないと感じているんですね」

R：聞き返し

相手の発言をそのままに聴くことは重要である．口を挟まず，ただ聴いてもらえるだけでもヒトは重荷が軽くなり，前に向けるものである．ただ，なかなか変わらない習慣を変えるチャレンジには，それに加えて本人の中の思いを見い出し，育てていく働きかけが大事になる．聞き返しにはいろいろなパターンがあり，相手の言葉をそのまま返すシンプルなものから，以下のようなバリエーションもある．

- **増幅した聞き返し**：相手の発言のネガティブな部分を意図的に強調して伝えることで，その裏にある小さなポジティブの種に焦点を当てる方法．

患　者「食事制限なんて無理です」

治療者「食事制限なんて絶対にできっこないし，ほんの少しでも，今より1 kcalでも摂取カロリーを減らすなんて無理ということですね」

患　者「いや，そこまでは思いませんけど…」

- **裏の意味の聞き返し**：相手の発言の歯切れが悪いときなど，その裏にある思いなどをしっかり言葉にして焦点を当てる方法．

患　者「また食べ過ぎちゃったんです…」

治療者「食べ過ぎはよくないと思っている」

患　者「そう，そうなんです」

- **リフレーミング**：現状についてネガティブなとらえ方をしているとき，ポジティブな側面に焦点を当てて言い直す方法．

患　者「規則正しく食事を摂るのは意識はしていたんですが，ほとんどできませんでした」

治療者「3日間は規則正しい食事をできたのですよね」

S：サマライズ

共感が成り立つには，話し手が「共感してもらえた」と感じることが不可欠である．話を聴きながら，適宜，相手の話を“こういうことですね？”と確認していくことで，“きちんとわかってもらえている”という感触を聴き手が感じることができる．仮にこちらのまとめがずれていたとしても，そこで相手が言い直してくれた情報をもとに，改めてまとめなおすことができる．

治療者「今週は間食してしまうこともあったけれど，規則正しく食べようという意識はあって，食事記録はきちんとつけるところはがんばれたぞ…という感じ？」

患　者「そうです！」

動機づけ面接では，これらOARSのスキルを用いつつ，変化への抵抗をいなし，“変わりたい”という思いを支持していくことで進めていくわけであるが，ひとまずここまでにして肥満症の行動療法に話を戻す．

前述したように，アセスメントの後，いきなり食行動の改善に進むのではなく，本人の動機づけを確認しながら進んでいく．実際には，従前の食行動はそのままで，食事記録だけを導入するのも1つのやり方である．食事記録を見ながら体重増減のグラフが乱高下していることに気づき，「食べる量が自分の思っているよりバラバラだ」と実感や納得を伴って理解する，そんなプロセスから，食行動を改善する動機づけを高めていくことになる．

3　目標設定

次に，動機づけを高めつつ，具体的に目標設定をする．動機づけがある程度高まっていることは理想であるが，実際には動機づけを高める作業と並行しながら，目標設定を進めていくことも多いであろう．**目標は確実に達成可能なところから１つずつ段階的に達成していく**ことが重視される（行動療法における「スモールステップの原則」）．

体重減少であれば，「理想体重まで30 kgの減量が必要だから～」ではなく，まずは2～3 kgの減量から始めるようにする．重要なのは短期間で大幅に体重を落とすことではなく，持続的に減量できる習慣を維持することである．週に500 gの減量ということが，しばしば目安にされる．目標は，大きな遠い目標と小さな近い目標がある．スモールステップの目標を決める際には，治療チームに管理栄養士や理学療法士がいる場合は，これら多職種の提案したメニューも選択肢に加えていけるとよい．また，目標設定を医療者側がトップダウンで決めるのではなく，協働的に進めることも大事である．

患　者「間食は，もうしないようにしようと思います！」

治療者「素晴らしい意欲ですね．実際，この1週間，まったく間食をしない…というのは，パーセントで表すなら，どのくらいできると思いますか？」

患　者「う～ん…改めてそういうと…50…60％くらいでしょうか」

治療者「なるほど．がんばろうとは思うけれど，間食ゼロに！となるとちょっと自信がない部分もありそうですね」

患　者「そうですね」

治療者「たとえば，今，3種類食べているおやつのお菓子を2種類に減らしてみる…というのならできそうですか？」

患　者「あぁ，それならできそうです」

治療者「何％くらい？」

患　者「そうだなぁ…それでいいなら80％とかじゃないですか？」

また近年，依存症治療の分野などで提唱されているハームリダクションという考え方がある．介入の際の方針や態度のようなものであるが，読んで字のごとく，“今よりも害を減らす”ことを最優先とする姿勢のことである．肥満症の治療においても有効な考え方であるといえる．特に治療初期や患者の動機付けが不十分な場合，いきなり正論を振りかざすのでなく，“少しでもまし”になればよいと治療者が構えていることで，互いに楽になり，治療に入っていけることも多いと思われる．上記の例でいえば，“間食をしない”のではなく，カロリー制限を課すわけでもなく，おやつを何種類も食べてしまうのを少しだけ減らしてみることを目標にしている．

4 行動変容とセルフモニタリング

目標が設定されたら，実際の行動変容の取り組みを開始する．行動変容のためには，個々の患者の目標に応じたさまざまな技法を組み合わせて用いる．肥満症の治療の場合，(1) 刺激統制法，(2) 反応妨害法，(3) 食行動の修正などを用いることが多い．

具体的には，まず刺激統制法は，オペラント学習の理論に基づく技法のことで，目的の行動を増やす/減らすため，それに先行する刺激の量を調整するというものである．たとえば，料理を大皿で出してそこから各自が取るスタイルで，気づくとたくさん食べてしてしまうことが問題であれば，最初から個々人のお皿に取り分けて，お代わりはしないように指導する．あるいは，お菓子をついつい食べ過ぎてしまうようであれば，そもそも家にお菓子のストックを置かないように指導する．

2つ目の反応妨害法は，望ましくない欲求や感情が生じた際，その欲求・感情の赴くままに行動しないようにする技法である．欲求を満たす行動と拮抗する行動をとってしまうことで，満たす行動をとれなくしてしまう方法と，そうした拮抗行動をせず，欲求・感情がある状態を維持しつつ我慢する方法がある．前者の例をあげると，間食したい欲求が生じたときには，歯磨きをしてしまうとか財布など持たずに散歩してしまうといった方法が考えられる．後者は，特に暴露反応妨害法と言い，不安などが問題となる場合に，不安を解消する行動をとってしまわずに，その不安と向き合っていると自然と不安が低減するという性質を利用したものである．

3つ目の食行動の修正とは，読んで字のごとく，一口ごとに箸を置く，一口で30回噛むように咀嚼法を指導するといった方法が考えられる．

これらの行動技法を十分に説明し，必要とあらば，治療セッションの中で治療者と一緒に実際に確かめたりもしつつ，患者・家族が「できそうだ」と感じられれば，次回までのホームワークとして家で取り組んでもらうことになる．

たとえば，治療セッションを週1回1時間の頻度で行うとして，治療者が直接関与できるのは週に1時間だけ，残り167時間は関与することができない．セッションは，セッション外の時間を患者・家族が自ら治療的な営みを進められるための，下ごしらえの時間でもある．そこで重要になるのが，経過（体重の増減，食事時間，何を食べたかなど）の記録である．この記録をセルフモニタリングという．記録することで，理解が深まる（食べれば増え，食べなければ減るという単純な理屈が実感をもって理解できる）こと，自分の行動を自分で管理しようという動機づけが高まること，どうすればよいのか理解が促されること（診察や面接で記録を供覧しながら，治療者が褒めることで何がよいことが体得しやすい），などが期待される．

患者と家族には，課題の実行と合わせ，きちんと記録をとってくることが求められる．そのためには量や内容，そして意欲などを勘案し，“こなせる”課題を選ぶことが重要であり，実際のやりとりとしては，たとえば以下のようになる．

治療者「今週は，食べたものを記録してくることを宿題にしようと思うのだけれど」

患　児「はい」

治療者「記録はこの用紙を使って，食べた時間に食べたものを書いてもらうというものです．たとえば，今日ここに来る前に食べた昼ごはんを記入してみましょうか？」

患　児「わかりました．ええと，今日のお昼はおにぎりと…」

母　親「から揚げも食べたわよね」

患　児「そうか，あとトマトとヨーグルトだね」

母　親「そうね」

治療者「飲み物は何か飲みましたか？」

患　児「あ，麦茶を飲みました」

治療者「では，それも書いてみましょう」（書く間，見守る）

「よくできましたね．こうして食べた時間と場所，食べたものを書けばOKです．もうわかってくれていると思うけれど，よく見せるのが目標じゃなくて…」

患　児「まずはありのままを記録することが大事」

治療者「そうです！キレイな記録を作るのが目標ではなくて，体がより健康になるのが目標だからね．正直に，あとできるだけ食べたらすぐ後に記録するようにしてみてください」

患児＆母親「はい」

治療者「1週間の食事記録，できそうですか？」

患　児「大丈夫だと思います」

治療者「何％くらいできる自信があるかな？」

患　児「80％くらいあります」

治療者「お母さんは？」

母　親「完全に…と思うとちょっと自信がなくて，どこか抜けちゃうんじゃないかなぁって思うんです」

患　児「なんだよ，信用ないな！」

治療者「大丈夫．本人もこれだけがんばってみようと思ってくれているので，まずはできるところまでやってみましょう．お母さんは『記録はやった？』と一言だけ確認してくれればそれでいいですよ．それならできそうですか？」

母　親「それならできそうです」

このように，本人ができると思える課題を設定していくこと，また意欲的でがんばろうとする子，あるいは先生の手前いいところを見せたいという子ほど，(そのときの意欲に押されて) 先の見通しが甘くなってしまうこともある．そのあたりの手綱さばきは治療者の腕の見せどころ，本人の意欲は受け止めつつ，「先生が心配だから〜」とこちらのせいにして，ハードルを下げてみるのもよい．

5 評　価

体重の増減をグラフにしたり，セルフモニタリングの記録を通じて評価は毎回行うが，あらかじめ決めた期間 (期間や面接回数など) ごとに質問紙などを用いて，まとめの評価をはさむ．毎回の少しずつの変化を少しまとめてみることで，変化がより実感できやすくする，いわば定点観測のようなものである．

行動療法や認知行動療法において，その治療プロセスは治療者と患者が協働で進めていくのが鉄則である．治療者側が一方的に評価を下すのではない．評価して，1つの目標が達成されたら (80％くらいできていれば，“達成”と考えて次の目標に進んでもよいであろう)，次のスモールステップの目標をどうするか検討する．あるいは，目標がなかなか達成できない場合，どのような障壁があるのか分析し，目標を修正する．新しく目標を立てるごとに，**図1** (p.125) に示した③〜⑤を繰り返すわけである．①アセスメントと②動機付けは，この③〜⑤の繰り返しの間でも適宜行うことで，患者・家族の動機付けを高めると同時に，その見立てもどんどん更新していく．治療開始時点では見えなかった本人の特性や家庭の事情が見えてきたりすることもあるだろう．その場合は，その情報も組み込みながら目標や課題を検討していくことになる．

大抵の場合，治療の最終的なゴールは，患者と家族による自己管理ができるようになることである．最初は，定期的なセッションを持つ中で，治療者が患者・家族をガイドしながら進め，取り組む課題の設定や評価のしかたを確認していく．また，何かトラブルが生じた際の対応も行う．その中で，次第に自分たちで目標設定や管理，問題へ対処するスキルなどを身につけてもらうことになる．医療者が主導権を握って“やらせる”のではなく，本人ができるよう道案内しつつ，自力で問題解決するスキルを育てるイメージになると思われる．

ここまで肥満症の行動療法の概略を紹介してきたが，実際，行動療法は単体で用いるわけではなく，栄養指導や運動療法と併用することで減量効果を高めたり，何より動機づけを高めることで治療からの脱落を減らし，治療効果を長期的に維持する効果が期待される．ただし，長期的な減量や体重維持の効果については，まだ評価が定まっていない部分もある．

また，ここまでの説明の中でも何度か登場しているが，近年では患者・家族の認知特性や治療を進める上での自己効力感（やればできるだろう，という期待）に焦点を当てた認知行動療法（CBT-OB）も行われるようになっている．標準的なプロトコルがしっかりしているし，治療をいくつかのモジュールに分けて，個々のケースの性質によって，適用するモジュールを組み替えることもできるようになっている．

3 小児科医と心理職の連携

精神医療の現場と並び，小児医療の現場にも，心理職が早い頃より携わってきた．小児の場合，成人に比べて心身相関が高いこと，成長発達が前提にあること，家族も含めたケアが不可欠であることなどから，発達などの知識も有し，患者の心理社会的側面にアプローチする心理職との親和性が高かったのであろう．2018年度の医療保健領域にかかわる臨床心理士の実態調査でも，診療科では精神科・心療内科に次いで，小児医療の現場に所属している臨床心理士が多いという結果が出ている．小児医療の現場において心理職は，主治医の依頼を受け，患者や家族の心理面接や心理検査を担当することが多いようである．

小児の肥満症の治療に関しては，現状では心理職が携わることはほとんどないか，あるいは起立性調節障害などの心身症的な要素，不登校などの心理社会的問題が併発している場合に，診察と並行して心理でもフォローしているといった場合が多いのではないだろうか．

もし本項で紹介した行動療法を取り入れてみるとしたら，自施設に心理職がいる場合は，行動療法の主たる担い手を心理職に任せるのも1つであると思われる．教育の課程で行動療法についても学んでいる可能性があるし，何より心理療法は個々のケースに一定の時間をかける必要があるため，忙しい小児科の日常診療の中で医師が自らこなすのは効率が悪い場合もあるからである．一方，行動療法を心理職に任せるにしても（あるいは肥満症の治療にかぎらず，心理面接などを心理職に任せる場合も含め），目標と方針の共有は，少し意識して行っていただけるとよいと思われる．ケースの全体をマネージメントする主治医と，患者の主観的な世界に寄り添いながら治療を行う心理職とが，治療方針や見立てについて擦り合わせる機会はとても重要である．できれば定例的にそうした機会を確保してしまうのもよいであろう．

また，2020年3月に実施された公認心理師の実態調査でも，精神科医療機関では8割近い施設で常勤/非常勤の心理職がいる一方，一般身体科の医療機関や総合病院では心理職の採用は3割程度にとどまっている．最大の問題は，保険診療制度において，心理職の活動がほとんど報酬の対象になっていないという採算性の問題があげられる．しかし，2020年の診療報酬改定にて，小児特定疾患カウンセリング料の改定があり，一定の基準を満たせば月2回まで心理職が単独で面接した場合にも200点を算定できるようになった．心理職を置いている施設では，こうした加算や，あるいは選定療養費として予約料を設定するなどで採算性を補うシステムを整えている場合が多い．

それも難しい場合，外部の心理職にスーパーバイズやコンサルテーションを依頼するのも1つの手である．心理職は，臨床現場に出た後も，先達や学びたい技法の専門家に師事しスーパーバイズを受けることが生涯教育の定石になっている．スーパービジョンは1対1で受けることもあるが，グループで指導を仰ぐグループスーパービジョンもある．行動療法を含む具体的な介入内容について，グループスーパービジョンの形で指導を受けることで，主治医や心理職はもちろん，若手医師やその他のスタッフの学びにもなり，日々の臨床を豊かにしてくれるであろう．スーパーバイザーを探す場合，日本臨床心理士会の提供する「臨床心理士に出会うには」(http://www.jsccp.jp/near/rinsho/indexsch) といったサービスも活用できる．

いろいろな形で心理職がお役に立てることはあると思われる．読者の方々が，ご自身の職場で心理職をどのように活用できるか考える，本項がその一助になれば幸いである．

Column 臨床心理士と公認心理師

わが国では，心理やカウンセラーと銘打つ資格は雨後の筍のようにある．その中で，資格取得のための制度が最も整備されている資格の1つが臨床心理士である．民間資格であるが，文部科学省のバックアップを得ており，公立学校のスクールカウンセラーや国境なき医師団のメディカルスタッフに任用されるための資格要件となっている．欧米では，修士課程以上の訓練が必要な公的資格として心理職が定められていることがほとんどであり，臨床心理士もこれら諸外国に準じ，施設やカリキュラム要件を満たす指定大学院での修士課程修了が必要な資格として1988年に誕生した．今日では一定の社会的認知を得て医療，福祉，教育，司法，産業など多岐にわたる領域で3万7,249名(2020年4月現在)の臨床心理士が活躍している．

一方，災害や事件，いじめや自殺など社会的問題を背景に，こころのケアの重要性が叫ばれる中で，2017年9月に公認心理師法が施行され国家資格としての心理職が誕生した．2020年3月現在，3万4,934人の公認心理師が登録されている．公認心理師の教育も指定大学院の修士課程修了までの6年間が原則である．課程では心理学の基礎的な知識に加え，対人コミュニケーションや心理療法・検査に関する専門的技術の訓練を受け，現場実習も行う．たとえば傾聴の訓練であれば，模擬カウンセリングやロールプレイを録音し，逐語データを供覧しながらよいところ/改善点を議論する作業を幾度となく繰り返すといった形で進める．聴き方や発話の中に曝け出された自身を見つめ直すという(痛みを伴う)学びを経て，使える技術としての傾聴が身に着く．公認心理師の業務は，心理学の専門的知識と技術をもって，他職種と連携しながら国民の心の健康に資することである．具体的には，①心理療法やカウンセリング，②心理検査を含む心理学的アセスメント，③コンサルテーションや地域での活動，④研究や心理学的知識の普及活動の4つがあげられる．

参考文献

1) 足達淑子：肥満に対する行動療法の効果とその予測因子．行動療法研究，15 (1)：36-55, 1989.
2) 木村穣：肥満，糖尿病を有する患者のための認知行動療法．総合病院精神医学，23 (4)：348-354, 2011.
3) 中道敦子 他：一口量に注目した食行動評価：YN 食行動質問票の有効性．Journal of Oral Health and Biosciences, 27 (2)：71-80, 2015.
4) 吉松博信，坂田利家：肥満症の行動療法．日本内科学会雑誌，90 (5)：154-165, 2001.
5) 日本臨床心理士会：2018年度 医療保健領域に関わる会員を対象としたウェブ調査，2019.
6) 日本臨床心理士会：第8回「臨床心理士の動向調査」，2020.
7) 国立精神・神経医療研究センター：厚生労働省令和元年度障害者総合福祉推進事業 公認心理師の養成や資質向上に向けた実習に関する調査，2020.

[水野将樹]

5

薬物療法
——漢方薬による治療

わが国における小児の肥満出現率は，高度成長期以降，増加傾向にあったが，2003年を皮切りに減少に転じたものの，現在はおおむね10％で推移している[1)]．小児期の肥満は成人の肥満への大きな要因となることから，医学的な介入を余儀なくされる児も一定数存在しており，その治療の手段として薬物療法が有効な手段となりうる．

小児肥満に対する薬物治療について記載のある成書は極めて少なく，日本肥満学会から発行されている小児肥満症診療ガイドライン2017を参照しても，食事療法，運動療法，行動療法の治療目標が達成できない場合は，「薬物治療は原則，小児には行わない」と示されている[2)]．また，米国の小児肥満に対するガイドライン（米国内分泌学会）においても同義の記載がみられる[3)]．成人の肥満治療では，わが国の保険診療で使用可能な薬剤が非常にかぎられているものの，防風通聖散《ぼうふうつうしょうさん》，防己黄耆湯《ぼういおうぎとう》，マジンドール（サノレックス®）が「肥満」に対する保険適応を有している．このなかでマジンドールは，精神依存の副作用，3か月間の使用制限などがあり，添付文書に「小児には使用しないこと」と明記されている．この他に，一部の糖尿病治療薬（メトホルミン，GLP-1受容体作動薬など）が，その作用機序から保険適応外で使用されるケースもある．Prader-Willi症候群などの特殊な症例では，マジンドールの投与により改善が見られた報告[4, 5)]が散見されたり，その他にわが国で入手可能な薬剤としてトピラマートなどでの報告もあるが，一般的ではないことから，具体的な投与法については本項では割愛する．必要な場合は，文献を参照したうえで患児の病態に応じて慎重にその適応について検討されたい．

しかし漢方薬を除き，いずれの薬剤も小児への投与は推奨されない薬剤が多いことも前述のガイドラインの表記につながっていると推察される．本項では，小児肥満に対して最も導入しやすい漢方薬について述べる．

1 小児肥満に対する漢方薬の効果

西洋薬同様，漢方薬の小児肥満に対する臨床的な科学的データは少ないが，一部のメカニズムも示されており[6~8]，漢方薬の投与で小児肥満に対して効果があったとされる報告も少なくない[9, 10]．前述のとおり，保険上，適応を有しているのは防己黄耆湯《ぼういおうぎとう》と防風通聖散《ぼうふうつうしょうさん》のエキス製剤である（**表1**）．蛇足ではあるが，この2製剤は医療用のみならず一般用医薬品としても，ナイシトール®（防風通聖散：小林製薬）やコッコアポ®L錠（防己黄耆湯：クラシエ）などの名称で販売され普及している．

1 防己黄耆湯《ぼういおうぎとう》

本剤は，血清cAMPの増加，血清と肝臓の蛋白合成促進作用などによる細胞の代謝賦活作用で内臓脂肪肥満の改善に働くと考えられ，使用目標は主に虚弱体質で，いわゆる水太り，柔らかい腹（かえる腹），多飲，多尿の症例に用いられる．投与量は後述するが，用法は成人同様，1日量を2～3回に分服する．

副作用は，間質性肺炎，甘草による偽アルドステロン症，それに伴うミオパチー，肝機能障害であり注意する．患者の訴え，呼吸苦などの自覚症状や検査値（血清カリウム，トランスアミナーゼなど）を確認する必要がある．

2 防風通聖散《ぼうふうつうしょうさん》

本剤は，褐色脂肪細胞中のミトコンドリア内の脱共役蛋白質1（UCP1）の発現量が増加し，熱産生が上昇して内臓脂肪が低減するとされ，使用目標は体力があり，腹筋が強く，便秘を起こしやすく，肩こりの強い症例に使用される．

副作用は，防己黄耆湯と同様に間質性肺炎，偽アルドステロン症，ミオパチー，肝機能障害に加え，近年，山梔子《さんしし》が原因とされる腸間膜静脈硬化症が問題視されており，特に長期連用の場合は注意が必要である[11]．

表1　防己黄耆湯と防風通聖散

	防己黄耆湯《ぼういおうぎとう》	防風通聖散《ぼうふうつうしょうさん》
使用目標	便秘±，腹部柔らかい，虚弱体質，多飲，多汗	便秘＋＋，腹部硬い，体力ある，肩こり＋，のぼせ＋，ニキビ＋
配合生薬* （例：ツムラ）	防已《ぼうい》5.0g　黄耆《おうぎ》5.0g　蒼朮《そうじゅつ》3.0g 生姜《しょうきょう》1.0g　大棗《たいそう》3.0g　甘草《かんぞう》1.5g	当帰《とうき》1.2g　芍薬《しゃくやく》1.2g　川芎《せんきゅう》1.2g 山梔子《さんしし》1.2g　連翹《れんぎょう》1.2g　薄荷《はっか》1.2g 生姜《しょうきょう》0.3g　荊芥《けいがい》1.2g　防風《ぼうふう》1.2g 麻黄《まおう》1.2g　大黄《だいおう》1.5g　無水芒硝《むすいぼうしょう》0.7g 白朮《びゃくじゅつ》2.0g　桔梗《ききょう》2.0g　黄芩《おうごん》2.0g 甘草《かんぞう》2.0g　石膏《せっこう》2.0g　滑石《かっせき》3.0g
添付文書上の効能または効果	色白で筋肉軟らかく水ぶとりの体質で疲れやすく，汗が多く，小便不利で下肢に浮腫をきたし，膝関節の腫痛するものの次の諸症：腎炎，ネフローゼ，妊娠腎，陰嚢水腫，肥満症，関節炎，癰，せつ，筋炎，浮腫，皮膚病，多汗症，月経不順	腹部に皮下脂肪が多く，便秘がちなものの次の諸症：高血圧の随伴症状（どうき，肩こり，のぼせ），肥満症，むくみ，便秘
重大な副作用	間質性肺炎，肝機能障害，偽アルドステロン症，ミオパチー（甘草が原因と考えられている）	間質性肺炎，肝機能障害，偽アルドステロン症，ミオパチー（甘草が原因と考えられている），腸間膜静脈硬化症（山梔子が原因と考えられている）
成人1日量/剤形/メーカー	7.5g/細粒/クラシエ，コタロー	7.5g/細粒/東洋，クラシエ
	7.5g/顆粒/ジェーピーエス，オースギ，ツムラ，テイコク，太虎堂，本草	7.5g/顆粒/ジェーピーエス，ツムラ，テイコク，マツウラ，太虎堂，本草
	6.0g/細粒/ジュンコウ	9.0g/細粒/コタロー，三和
	6.0g/顆粒/マツウラ	9.0g/顆粒/オースギ
	18錠/錠剤/クラシエ	27錠/錠剤/クラシエ
メカニズム	• 大棗，黄耆の利水作用あり（体重減少）． • フリーコレステロールのエステル化が促進，TGの加水分解が促進する． • 黄耆のcAMP増加作用，血清と肝臓の蛋白合成促進作用によって細胞の代謝賦活作用↑	• 褐色脂肪組織の脱共役蛋白質1(UCP1)やレプチンを増加して熱産生を上昇させ内臓脂肪が低減する． • 交感神経終末でのノルアドレナリン放出を促進するため，β3アドレナリン受容体を含めたアドレナリン受容体を強力に活性化する． • 麻黄によるによるcAMP増加作用，甘草・荊芥・連翹によるcAMPホスホジエステラーゼ抑制作用でcAMP分解抑制作用，熱産生↑，脂肪分解↑

＊：メーカーにより一部生薬，配合割合が異なる．

3 その他のポイント

前述の2剤の漢方薬は，体重減少に加え，皮下脂肪厚，LDL-C，LDL，VLDL，総コレステロール，トリグリセライド，遊離脂肪酸，HbA1cなどの値も改善させる．さらには単純な肥満症例だけでなく，基礎疾患（神経疾患）を持つ症例にも効果を示したという報告がある[12]．

肥満に対する漢方治療は，即効性を期待せず，食事療法，運動療法と併用し，副作用に注意して1か月以上は継続して効果をみることが推奨される．

漢方製剤を安全に使うための「確認票」が，国立医薬品食品衛生研究所のホームページ[13]に掲載されており，投与時の症状や注意点についてチェックリスト形式で確認が行えるようになっているので，参考にして活用されたい．

2 漢方薬の小児に対する投与量（表2）

医療用漢方薬の添付文書には“小児薬用量”の記載はなく，また日常的に取り扱う漢方製剤のなかには「小児喘息」や「小児夜なき」の適応が認められているものがあるにもかかわらず，小児に対する用法・用量の記載がないばかりか，「小児の使用経験は少なく安全性が確立していない」との記載されている場合すらある．

表2　漢方薬の小児薬用量

• 一般用漢方処方の小児薬用量

年齢	2歳未満	2～4歳未満	4～7歳未満	7～15歳未満	成人
用量	1/4以下	1/3	1/2	2/3	1

（文献14より一部改変）

• Von Harnackの表

年齢	新生児	6か月	1歳	3歳	7.5歳	12歳	成人
薬用量	1/8	1/5	1/4	1/3	1/2	2/3	1

• Augsberger計算式

小児量（2歳以上）＝（年齢 × 4 + 20）/100 ×（成人量）

一方，一般用漢方製剤には，小児薬用量が記載されている製剤があり，この根拠としては「一般用漢方処方の手引き」(厚生省薬務局監修)の小児薬用量に関する記載が参考にされている[14)].

この他にも，小児薬用量はVon Harnackの小児薬用量表が一般的に用いられている．この薬用量の設定は，年齢と体表面積により成人に対する用量比を使って算出しているため，最も支持されているとみられる．これに基づくと，成人1日量が4～7.5gのエキス顆粒は，体重1kgあたり0.1～0.2gとなる．ただし，エキス顆粒には，同じ方剤であっても，製薬会社により用量が異なる場合があるので注意が必要である．

またAugsbergerの小児薬用量の式も有名であるが，これを用いてもおおむね同じような用量となる．

肥満度にもよるが，これらをふまえて筆者らの施設では，用量はおおむね「0.2g～0.3g/kg/日　分3」を基本としている．

3 小児に対する漢方製剤の服用方法の工夫

漢方エキス製剤は複数の製薬企業から市販されているが，それぞれ製法が異なるため，粒子形や含有される添加物に差があり，同一の方剤においても顆粒剤と細粒剤の剤形の違いをはじめ，味や服用感がまったく異なる場合がある．さらに前述のとおり，1日の服用量が異なる製剤もある．

「こな薬」という剤形が問題となる場合は，錠数が多くなってしまう点には注意が必要であるが，エキス錠(クラシエ)の選択がアドヒアランスを改善することもある．

いずれにせよ，風味や剤形によって服用が困難な患者で，さまざまな服用方法を試みてもよい結果につながらない場合は，他の製薬企業の漢方エキス製剤に変更することも，治療上，有用な手段となりうる．

さらに原料の生薬由来の独特な匂い，風味，口腔内での感触がアドヒアランスの不良をきたしている場合は，①嚥下補助ゼリーの使用，②ヨーグルトとともに服用，③アイスクリームや氷菓とともに服用，④単シロップやハチミツとともに服用，などもよい手段である[15)].

このような剤形の選択や服用法の工夫については，薬剤師に相談するとよいだろう．

参考文献

1) 文部科学省：平成30年度学校保健統計調査(https://www.mext.go.jp/component/b_menu/other/__icsFiles/afieldfile/2019/03/25/1411703_03.pdf).

2) 日本肥満学会編：小児肥満症診療ガイドライン2017, ライフサイエンス出版, 2017.

3) Dennis M, et al：Pediatric Obesity − Assessment, Treatment, and Prevention：An Endocrine Society Clinical Practice Guideline. The Journal of Clinical Endocrinology & Metabolism, 709-757, 2017.

4) 川崎幸彦 他：マジンドールにて著明な体重減少を認めたPrader-Willi症候群の4歳男児例. 小児科臨床, 38：1342-1345, 1985.

5) 貴田嘉一 他：食欲抑制剤(Mazindol)によるPrader-Willi症候群の治療, 小児科臨床, 38(6)：1342-1345, 1985.

6) Y Qing, et al：Effects of Kampo Formulas on Differentiation and Proinflammatory Cytokines Expression of 3T3-L1 Cells. Shimane Journal of Medical Science, 34(3)：109-118, 島根大学医学部, 2018.

7) 田中貴大 他：P-083. 漢方薬“防風通聖散”の脂肪低減効果のメカニズム解析. 肥満研究, 25(suppl)：308, 2019.

8) T Yoshida, et al：Thermogenic, anti-obesity effects of bofu-tsusho-san in MSG-obese mice. Int J Obes Relat Metab Disord, 19(10)：717-722, 1995.

9) 崎山武志：虚弱児・肥満児. 小児科診療, 73(3)：392-396, 2010.

10) 崎山武志：特集小児の漢方療法 Ⅲ.疾患各論 肥満, 水ぶとり. 小児科診療, 67(9)：1422-1425, 2004.

11) 柏木和弘 他：特集 こんなにある薬剤性消化管傷害, 各論Ⅲ 小腸および大腸, 漢方薬(山梔子含有)による静脈硬化症. 消化管内視鏡, 31(6)：939, 2019.

12) 伊藤昌弘：防風通聖散で肥満が改善された知的障害を伴う自閉症児の15歳男児例. 小児科臨床, 58：1575-1578, 2005.

13) 国立医薬品食品衛生研究所：一般用漢方製剤の安全性確保に関する研究(http://www.nihs.go.jp/dpp/kampo-anzen/).

14) 厚生省薬務局監修：一般用漢方処方の手引き 第4版, 日薬連漢方専門委員会編, 薬業時報社, 1997.

15) 菅野 浩, 赤瀬朋秀：漢方薬の飲み方の服薬指導②—小児への応用, 坐剤, ゼリー—. 漢方の医薬品情報と服薬指導 服薬指導に使える漢方薬のDIの考え方・探し方・伝え方, 赤瀬朋秀, 小菅孝明編, p.59-62, 薬事新報社, 2011.

[齋藤謙治, 菅野　浩]

6

予防方法

1 養育者への教育・動機づけ

小児の肥満予防においては，家族が協力するという意思が欠かせない．また，養育者は子供の生活習慣および食習慣のロールモデルとなる．小児科医は，両親への教育，動機付けにより，間接的に子供達の良好な生活習慣および食習慣形成にかかわることができる．

肥満や過体重の児の両親は，どちらか一方もしくは両方が肥満であることが多い．したがって，子供の肥満予防や肥満治療にも興味がないことが多い．このような両親に，どのように興味を持ってもらうかが課題となる．

ここで，小児期および思春期の過体重および肥満の予防・評価・治療に関する米国小児科学会専門家委員会で推奨している方法を紹介する．

まず同委員会では，非指示的な質問を推奨している[1)]．「あなたのお子さんのBMIはとても高く，大きな問題が生じる前に体重をコントロールすることが重要です」と両親へ伝える代わりに，「あなたのお子さんのBMIは○○を超えています．もしも問題があるとすると，体重に関してどんな問題が考えられますか？」と，直接的に体重を減らすようにと指示する代わりに，質問をすることで，過体重の問題を考えてもらい，間接的に適切な行動を指示するという方法である．

次に，相手の話したことを，評価や判断を加えることなく，そのまま返すこととしている．「テレビやゲームをしている時間が長いことを問題だと考えているけれども，自分が仕事をしているうちに，外で子供だけで遊ばせることに安全上の問題を感じている，という理解でよろしいですか？」という具合である．これは，コーチングではバックトラッキングとよばれる手法であり，

「自分の意見を受け入れてもらえた」という安心感を相手に与え，信頼関係を築くのにとても有効な方法である．筆者の研修医時代の話であるが，病棟回診で指導医が母親の訴えを聞いて，「わかりました」とだけ言って部屋を後にした．何がわかったのかわからないが，「わかりました」と言われた母親はニコニコであった．以来，筆者もこのテクニックを利用してきたが，「わかりました」の一言も，「自分の意見を受け入れてもらえた」という安心感を相手に与え，信頼関係を築くのにとても有効な方法の1つである．

その次のステップでは，両親の価値観と現在の健康習慣を比べる必要があるとしている．「食事は楽しくおなか一杯食べる」という価値観がある親に対して，食事量を極端に制限して楽しくない食卓にしてしまうような指導ではうまくいかない．であれば，おなか一杯食べられて，かつ低カロリーのメニューや調理法を提案したり，食べた分のカロリーを消費できる運動をすることを提案し，運動量を増やす方法などを考える．

そして最後に，重要度と自信を10段階で評価するスケーリングを推奨している．これは前述した「GROWモデル」(p.81)のところでも紹介した．

「お子さんのテレビ視聴習慣を変えることは，あなたにとってどれくらい重要ですか？」

「10点満点で評価すると，お子さんのテレビ視聴時間を1日2時間にする自信は何点ですか？」

そして，「GROWモデル」のときと同様に，10点に近づけるために何が必要かを聞いていくことによって，両親に主体的に問題解決に取り組んでもらえるように促す．

2　肥満予防のために子供・家族へ臨床医が推奨したいこと

また同委員会は，臨床医に対して**表1**に示す食習慣，身体活動，座位行動を，過度の体重増加を予防するために採用し，維持するように推奨している[1)]．

健康によいとされる伝統的和食の平均カロリー密度は1.0 kcal/gであり，食材の野菜（カロリー密度約0.2 kcal/g）などの食物線維が多い．一方で，欧米

表1　米国小児科学会専門家委員会による小児の肥満予防のための推奨事項

- 砂糖入り飲料の摂取を制限する．
- 推奨量の果物と野菜を含む食事の摂取を勧める．
- テレビやその他のスクリーンタイムを制限する．
  米国小児科学会では，2歳まではテレビを視聴せず，その後は1日あたり2時間以内のテレビ視聴を推奨している．1日あたり最大2時間のスクリーンタイムを許可し，子供の睡眠場所からテレビやその他の画面を排除する（肥満と，コンピューターゲームなどのテレビ視聴以外のスクリーンタイムとの関係は確立されていないが，すべてのスクリーンタイムの制限は，より多くのカロリー消費を促進する可能性がある）．
- 毎朝，朝食を食べる．
- レストラン，特にファストフードレストランでの外食を制限する（ファストフードレストランを頻繁に利用することは，子供の肥満の危険因子である可能性があり，また家族は提供される食事のほとんどがカロリー密度（kcal/g）の高いものである他のレストランでの食事も制限する必要がある）．
- 親と子が一緒に食事をする家族での食事を勧める（家族での食事は，より質の高い食事と，より低い肥満の有病率，およびその他の心理社会的恩恵と関連する）．
- 1人前の分量を制限する．
- カルシウムを多く含む食事を摂る．
- 食物繊維の豊富な食事を摂る．
- バランスの取れた主要栄養素を含む食事を摂る（食事摂取基準で推奨された年齢別の脂質，炭水化物，蛋白質のエネルギー比率）．
- 生後6か月までの母乳育児と，生後12か月以降の離乳食開始後の母乳育児の維持を促す．
- 毎日少なくとも60分の中程度～激しい身体活動を促す．
- カロリー密度（kcal/g）の高い食品の消費を制限する．

の食事は平均カロリー密度は1.7 kcal/gであり，油脂（カロリー密度9 kcal/g），牛肉（同5 kcal/g），ケーキ（同4 kcal/g）をはじめ，カロリー密度が3 kcal/gを超える食品が多い．

わが国では，2005年に食育基本法が，2006年に食育推進基本計画が制定され，子供達が食に関する正しい知識と望ましい食習慣を身につけることができるよう，学校においても積極的に食育に取り組むことが求められている．

筆者が子供の頃は，ハンバーガーショップやファミリーレストランはそれほど多くなく，これらの店舗での飲食の機会も多くはなかった．せいぜい家族で遠くに出かけたときか，父親の給料日くらいであった．一説によると，ファストフード店が無料の景品を付けて子供達に店に来てもらっていたのは，小さい頃からその店の味に慣れてもらうことで，大人になってからも本人だけでなく，子供も連れてきてもらうという長期的な販売戦略であったのではないかという．真偽のほどは定かではないが，子供の頃の食事が，成人してからの食生活に大きく影響を与えるということであり，幼少期からの食育はとても重要である．

スポーツ庁による「令和元年度 全国体力・運動能力，運動習慣等調査」によると，スクリーンタイムが長時間になると，子供達の体力合計点が低下する傾向がみられた．スクリーンタイムは，小・中学生ともに増加しており，特に男子で長時間化している．近年の入院している患児を見ていると，ほぼすべての子供がゲーム機で遊んで1日を過ごしている．筆者の息子のクラスでも，小学校3年生時にゲーム機を持っていなかったのは息子だけであった．近年のゲーム機やスマートフォンの普及が，子供達を運動から遠ざけていることは明らかであり，座位行動とよばれる，テレビの視聴，パソコンやスマートフォンの利用，ビデオゲームなどの時間を減らすことは，運動時間を増やすことにもつながると考えられる．

最後に欧州小児栄養消化器肝臓学会栄養委員会が発表した「小児肥満症の発症における食事要因と食習慣の役割」に関する方針説明書（position paper）から，前述の米国小児科学会の推奨事項には入っていなかった点を以下にあげる．

- 肥満予防のために推奨できる腸内細菌叢の食事調節因子はない．
- 子供は毎日，朝食を含めて少なくとも4食を食べる必要がある．定期的な家族での食事を奨励する必要がある．
- 肥満の予防を目的とした栄養と生活習慣の教育は，一般の小児科医や他の医療従事者による子供の日常的なケアに含まれるべきである．

ここまで紹介した米国小児科学会と欧州小児栄養消化器肝臓学会の推奨事項を，読者の方々が忙しい外来の中ですべて実行，指導することは難しいかもしれない．であれば，継続的に外来に来てもらう中で，1つずつでもよいので，家族に伝えていただくことはできないだろうか？ できることからで構わないので，ぜひ取り組んでいただきたい．

現在，子供の肥満予防，生活習慣指導は，学校や行政機関に任せている部分が多い．しかし，われわれ小児科医は子供達が心身ともに健全に成長していくのをサポートするのが使命である．かつては“成人病”とよばれた生活習慣病は，小児期から始まっているということを胸にとどめ，積極的に子供達の肥満予防に取り組む小児科医が増えてほしい．

参考文献

1) Barlow SE, Expert Committee：Expert committee recommendations regarding the prevention, assessment, and treatment of child and adolescent overweight and obesity：summary report. Pediatrics, 120 (Suppl 4)：S164-192, 2007.
2) ESPGHAN Committee on Nutrition, Agostoni C, et al：Role of dietary factors and food habits in the development of childhood obesity：a commentary by the ESPGHAN Committee on Nutrition. J Pediatr Gastroenterol Nutr, 52：662-669, 2011.

［十河　剛］

7

専門医へのコンサルト

1 まずは肥満の予防が第一

早期に肥満を見つけ，肥満に伴う健康障害を予防することが，まずは大事である．生活リズム，栄養，身体活動が，その3本柱である．

1つ目の「生活リズム」については，小児の健康に至適な生活習慣の基準値はないものの，家族で夕食をとる，8時間以上(幼児期では10時間半以上)の睡眠，2時間以内のスクリーンタイム(ゲームやテレビ視聴など)が推奨されている．2つ目の「栄養」は，バランスのよい1日3回の食事はもちろんのこと，間食は1日に必要なエネルギーの10～15%を目安に，次の食事に響かない量とし，買い食いはなるべくさせないようにする．3つ目の「身体活動」は，中～高強度の運動を1日60分以上行うことが推奨されているが，エビデンスはまだ少ない[1)]．筆者らの施設に肥満症の生活指導目的で入院した場合は，万歩計を装着してもらい1日あたり1万～1万5,000歩を目安に病棟内を歩くように指導している．不登校児や，梅雨などの天候が悪い時期で身体活動が難しい場合には，はじめは柔軟体操でもよいので1日15分くらいを目安に，毎日続けられる身体活動を行うよう指導している．

もし心理的な問題，家庭的な問題などで，開業医クリニックのレベルでは対応が困難な場合には，臨床心理士やソーシャルワーカーが在籍している高次医療機関への紹介が必要となる．

学校は，健診による一次予防に加え，健診で診断された肥満の二次予防・三次予防の場としても重要である．二次予防・三次予防では，地域の医療機関や養育者との連携が予防対策の効果を左右する．筆者らの経験では，患児が肥満(症)の場合は，その家族も肥満であることが多いため，食事・運動など生活習慣の改善について患児と養育者の両方に指導する．患児だけではなく，家族そろってその指導を遵守する家庭では治療目標に到達することが多い．一方，養育者も肥満であるにもかかわらず，患児のみに押しつけてしまうような家庭では一向に治療目標に到達できないので，養育者の協力が必要であることを十分に説明する．

より具体的な肥満の予防方法の実践についてはp.145を参照されたい．

2 専門医への紹介が必要な症例

以下のような症例では，それぞれの分野の専門医がいる医療機関への紹介が必要となる．

- 二次性肥満を疑う場合
- 中等度肥満以上（肥満度30％以上）
- 上述したような生活指導を行っても，体重増加が横ばい，あるいは減少しない場合
- 肝機能異常や糖尿病など健康障害を伴い，専門的な加療が必要な場合
- 心理的な問題，家庭的な問題などで，開業医クリニックのレベルでは対応が困難な場合

参考文献

1）日本肥満学会編：小児肥満症診療ガイドライン2017, p.62-71, ライフサイエンス出版, 2017.

［小林宗也］

8

腸内細菌叢と肥満
―― 知っておきたい医学的根拠

近年，「腸内細菌叢」という言葉に接する機会は多くなっており，ヨーグルトや乳酸菌飲料をはじめとした乳酸菌サプリメントなど，日常生活の中で腸内細菌を意識する人も増えてきている．また，研究結果をふまえて関連が示唆されている疾患も，下痢や便秘などの消化器疾患だけでなく，アレルギーや肥満など多種多様である．腸内細菌関連商品に，このような疾患が付随して宣伝されることで，医療関係者ならずとも腸内細菌を意識するようになってきており，日常診療の中でも「整腸薬は飲んだほうがいいですか？」などと聞かれる機会もある．

本項では，肥満と腸内細菌叢の関連に着目して，その医学的根拠を探っていきたいと思う．

1 肥満に関連する腸内細菌叢とは？

肥満と腸内細菌叢についての本格的な研究は，2004年に無菌マウスのほうが正常マウスよりも体重が増えないことを発見したところから始まり[1)]，その後，肥満マウスの糞便を移植された無菌マウスが，餌が変わらないにもかかわらず肥満になることも報告された[2)]．以降，遺伝子解析技術を応用することで，従来の培養法では困難であった嫌気性菌の種類や量までも評価できる技術の発展も相まって，肥満と腸内細菌叢に関連した研究報告は，いまや増加の一途をたどっている．

ヒトを対象にした研究においても，肥満者と適正体重者間の腸内細菌叢の違いを認めるような研究結果が多いが，動物実験と異なり，食生活を含めた生活習慣・既往歴・内服歴・手術歴・出生歴など，腸内細菌叢に関連するような交絡因子を完全に排除することは困難であるため，ヒトにおいて腸内細菌叢が肥満の原因なのか結果なのかを結論づけることはまだ難しい．

また，肥満マウスではFirmicutesが多く，痩せているマウスはBacteroidetesが多くなるという報告から[3)]，俗に，“デブ菌”(Firmicutes)と“ヤセ菌”(Bacteroidetes)とよばれるようにもなった．しかし，これらは細菌界の下の「門」レベルの名称であり(例：ヒトは動物界の下の脊索動物門に属する)，Firmicutes門とBacteroidetes門だけで腸内細菌叢全体の90%を占める．かたやプロバイオティクス(整腸薬)は，通常，1菌「種」(多くても3種類)である．「整腸薬で(腸内細菌叢における)ヤセ菌の割合を増やす！」という表現は,「ライオンを増やして(地球上の動物に対する)脊椎動物の割合を増やす！」と同様な表現であり，目標としているスケールのレベルが異なり，難しいということがおわかりいただけるだろうか(**図1**)？また，肥満の腸内細菌叢における「種」レベルの解析では，報告によって結論が異なるため，肥満に関連する菌種が特定されたわけではない．

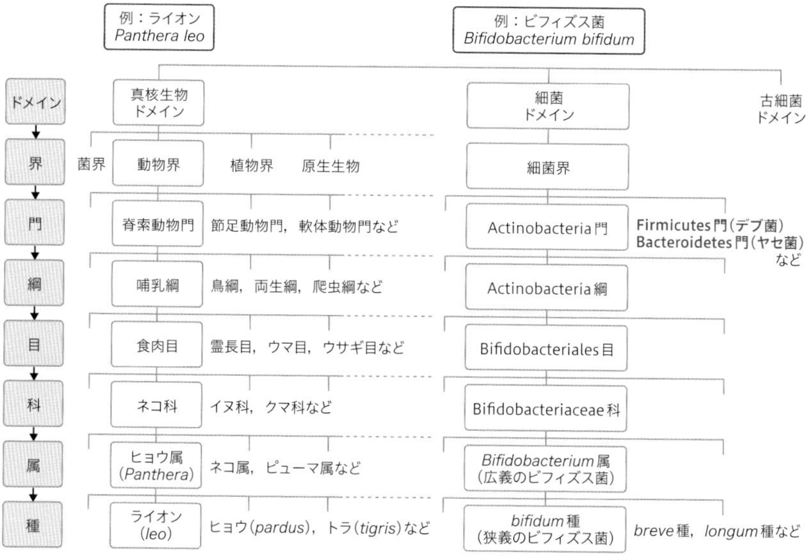

図1　生物の分類

2 正常な腸内細菌叢とは？

そもそも「正常」な腸内細菌叢とは何か？

これまでの研究でわかっている，**健康な腸内細菌叢の最も重要な要素は「多様性」**である．単一民族国家でなく，多民族国家でお互いが足りない所を補い合う関係が腸内細菌叢においてはとても重要である．そして，**ヒトの腸内細菌叢の獲得・形成に最も重要であるのは乳児期**であり，この時期は生涯において最も劇的な腸内細菌叢の変化が起こり，分娩形式（経腟分娩か帝王切開），栄養（母乳栄養か人工栄養），母子の相互関係などの因子が影響し，またそれに続く幼児期において，免疫能の成長，離乳さらには固形食への食生活の変化により，腸内細菌叢の「多様性」が増加する．「3つ子の魂百まで」ということわざのとおり，3歳までには成人型の腸内細菌叢をおおよそ獲得し，1人につき，数百～数千種類，数兆～数千兆個の腸内細菌叢が存在する．このように，ある個人の腸内細菌叢の確立にかかわる因子は多数あり，誰ひとりとして同じ腸内細菌叢は持たず，双胎間の腸内細菌叢も他人よりは似ているが一致はしない．

また，住んでいる国や地域（すなわち文化・食生活）によっても「正常」な腸内細菌叢は異なり，Nishijimaらは，健常な日本人成人106名（19歳～60歳）の腸内細菌叢を世界の11カ国の健常者の腸内細菌叢データと比較して，日本人の腸内細菌叢にはビフィズス菌（*Bifidobacterium*）をはじめとする5菌種が12カ国の中で最も多かったことを報告した．さらに，日本人は海藻類を他の国の人よりも多く食べるため，日本人の腸内細菌叢のうち90％は，海苔やワカメなどの海藻類を分解する酵素を作るための遺伝子を持っていた．一方で，日本以外の国の人の腸内細菌叢は，海藻類を分解するこの遺伝子を15％の人しか持っていなかった．すなわち，日本人の腸内細菌叢は，海藻類から効率よく栄養を補給できるように分解酵素の遺伝子を獲得しているのである[4)]．これらは，食生活に腸内細菌叢が順応していることを示唆している．

このように，住んでいる国や地域によっても「正常な」腸内細菌叢は異なってくるため，全世界共通の「正常な」腸内細菌叢というものは存在しない．「ヒト」の正常な腸内細菌叢を決めるのではなく，「日本人」の正常な腸内細菌叢を定義しようとしているのが今の時代であり，将来は「個人」の正常な腸内細菌叢をAIが機械学習などを通して定義するような時代になってくる可能性もある．いずれの場合でも，**「正常な」腸内細菌叢を獲得するためには，幼少期からの食生活が大きな要素を占めている**ことは，上述の腸内細菌叢の獲得の過程からも容易に想像できる．

3 肥満とプロバイオティクス ——腸内細菌叢の改善のためにできること

では，腸内細菌叢改善のためには何ができるか？これには大きく分けて3種類の方法が存在する．

いちばん代表的なものである**プロバイオティクス**とは，アンティバイオティクス（抗菌薬）の対比として生まれた言葉で，人体によい影響を与える「微生物」そのもののことであり，いわゆる整腸薬である．2つ目の**プレバイオティクス**は，消化管に存在するよい細菌を増やすことを助けることで，ヒトに有益な効果をもたらすオリゴ糖などの難消化性「食品成分」である．最後に，プロバイオティクス（整腸薬）とプレバイオティクス（食品）を合わせた**シンバイオティクス**という言葉もあり（例：オリゴ糖が含まれる乳酸菌入りのヨーグルト），これらを用いて肥満の治療介入を試みた報告は多数あるが，治療効果は限定的であり，むしろ栄養失調症に対する栄養改善・体重増加目的の治療介入方法として検討している研究もある．

プロバイオティクス（整腸薬）の体重に対する効果を検証した，あるメタアナリシスでは，肥満者の体重は減量したが，栄養失調者においては体重増加を認めたという効果を報告した[5]．また，プロバイオティクス（整腸薬）をはじめとした腸内細菌学的介入をまとめた別のメタアナリシスでは，成人ではプロバイオティクス（整腸薬）を内服することで軽微な体重減少を認めたが，小児を対象とした場合には，プロバイオティクス（整腸薬）を内服した場合と，アンチバイオティクス（抗菌薬）を内服した場合で，体重増加を認めた（**表1**）．ただし，これらの研究には，肥満に対する研究において体重が減った研究対象者だけ残り，体重が減らなかった研究対象者は脱落してフォローアップに

表1　ランダム化比較試験（RCT）を対象としたメタアナリシスの結果

対象	統計対象となったRCTの数	介入方法	標準化平均差	95％信頼区間	結果
成人（18歳以上）	15	プロバイオティクス（整腸薬）	−0.54	−0.83，−0.25	体重減少
	1	プレバイオティクス（食品）	−0.52	−1.25，0.21	有意差なし
	0	シンバイオティクス	NA	NA	
	1	アンチバイオティクス（抗菌薬）	NA	NA	
小児（2～18歳）	7	プロバイオティクス（整腸薬）	0.2	0.04，0.36	体重増加
	2	プレバイオティクス（食品）	0	−0.44，0.44	有意差なし
	1	シンバイオティクス	1.38	0.79，1.97	体重増加
	3	アンチバイオティクス（抗菌薬）	0.39	0.24，0.54	体重増加
幼児（1～24か月）	14	プロバイオティクス（整腸薬）	0.3	−0.01，0.62	有意差なし
	5	プレバイオティクス（食品）	0.48	−0.13，1.08	有意差なし
	4	シンバイオティクス	0.44	−0.27，1.14	有意差なし
	0	アンチバイオティクス（抗菌薬）	NA	NA	

標準化平均差がマイナス（−）は体重減少，プラス（＋）が体重増加，色文字は有意差あり．
プロバイオティクス：整腸薬，プレバイオティクス：整腸作用のある食品成分，シンバイオティクス：プロバイオティクス＋プレバイオティクス

（文献6を一部改変）

来なくなってしまうことで集計すると「体重が減った」という間違った結果が出るような，減少バイアスなどの交絡因子の可能性についても言及されている[6)]．すなわち現時点では，肥満に対して，プロバイオティクス（整腸薬）をはじめとした腸内細菌的な治療の効果があるという確固たる根拠はなく，時と場合によっては体重増加に作用する可能性すら秘めていると考えたほうがいい．

また上述のとおり，プロバイオティクス（整腸薬）は，腸内細菌そのものを

精製したものであるが，わが国で販売・処方されているプロバイオティクス（整腸薬）の多くは，1種類の細菌を精製したものであり（多くても3種類），細菌叢の「多様性」を増やすことにはならない．また，多いものでも1gあたり1億程度しか細菌は含まれておらず，数兆〜数千兆個/人の数で存在するといわれている腸内細菌叢に対して，約100万分の1しか内服していないことになる．

一方で，抗菌薬は，腸内細菌叢の多様性を容易に障害し，アンチバイオティクス（抗菌薬）内服後，腸内細菌叢が4年経過しても元に戻らなかったという報告もある[7]．たとえば，1人の人間（整腸薬）が，人口100万人の都市の生活を変えるのはとても大変なのに，生命に危険を及ぼす大地震（抗菌薬）は，あっという間に生活を変えてしまい元に戻るのには数年かかることを考えたら，イメージできるだろうか．

患者・家族などへわかりやすく説明する場合

患者・家族などへ説明するときには，腸管内を「海」にたとえると，少し説明しやすいと思う．

腸液の中に存在する腸内細菌は，まるで海の中で泳ぐ魚である．たとえば，海の中に，大量の魚（プロバイオティクス）を放流することを想像してみる．いくら人間ががんばって放流（内服）し続けたところで，そんな簡単に生態系や住んでいる個体は変わらないし，海底と接している深海生物にはほとんど影響がない．もし放流（内服）する魚（プロバイオティクス）によって海の生態系（腸内細菌の種類）に変化が起きる可能性があるとすれば，1種類の魚（1種類のプロバイオティクス，つまり1種類の細菌）を，長期間にわたって放流し続けることのほうが，生態バランス（多様性）は崩れそうである．また，多くの魚を殺してしまうような排水（抗菌薬）を流したり，河川から海に流れ込んでくる栄養分（食事）が変わったりすることのほうが，よっぽど大きな影響を及ぼす．

市販されている整腸薬を内服することで，体調の変化を自覚し，肥満改善につながるのであれば，止める必要はない．ただし現況は，腸内細菌学的観点から見ても，肥満に関して優先すべきは，患者・家族ができることは食生活や生活習慣の改善であり，また医師は不必要な抗菌薬の処方を極力避けることなのである．

4 期待される今後の研究

肥満と腸内細菌叢に関する本格的な研究が始まって，まだ15年程度である．近い将来，体重減量に適したオーダーメード食事療法の決定などに腸内細菌叢解析が用いられる可能性や，肥満に対して劇的な効果があるプロバイオティクス（整腸薬）が生成される可能性もある．また，帝王切開で出生した児と経腟分娩で生まれた児の腸内細菌叢の違いが着目されており，帝王切開出生児における肥満を含むさまざまなリスクが報告されているが[8)]，最近では，帝王切開で出生した児に母親の糞便移植を行い，経腟分娩児に近い腸内細菌叢の獲得を促進する介入がヒトで行われた報告もあり[9)]，治療ではなく予防目的に腸内細菌学的な介入をするような将来が来るかもしれない．今後の研究の発展に期待したい．

参考文献

1）Backhed F, et al：The gut microbiota as an environmental factor that regulates fat storage. Proc Natl Acad Sci USA, 101 (44)：15718-15723, 2004.

2）Backhed F, et al：Mechanisms underlying the resistance to diet-induced obesity in germ-free mice. Proc Natl Acad Sci USA, 104 (3)：979-984, 2007.

3）Ley RE, et al：Obesity alters gut microbial ecology. Proc. Natl Acad Sci USA, 102 (31)：11070-11075, 2005.

4）Nishijima S, et al：The gut microbiome of healthy Japanese and its microbial and functional uniqueness. DNA Res, 23 (2)：125-133 2016.

5）Million M, et al：Comparative meta-analysis of the effect of Lactobacillus species on weight gain in humans and animals. Microb Pathog, 53 (2)：100-108, 2012.

6）Dror T, et al：Microbiota manipulation for weight change. Microb Pathog, 106：146-161, 2017.

7）Jakobsson HE, et al：Short-term antibiotic treatment has differing long-term impacts on the human throat and gut microbiome. PLoS One, 5 (3)：e9836, 2010.

8）Sandall J, et al：Short-term and long-term effects of caesarean section on the health of women and children Lancet, 13；392 (10155)：1349-1357, 2018.

9）Korpela K, et al：Maternal Fecal Microbiota Transplantation in Cesarean-Born Infants Rapidly Restores Normal Gut Microbial Development：A Proof-of-Concept Study. Cell, 183 (2)：324-334.e5, 2020.

［岩澤堅太郎］

9

ヘルシーチャレンジプログラムと市民公開講座

―― 済生会横浜市東部病院における取り組み

1 ヘルシーチャレンジプログラムとは ―― プログラムの名称に込めた願い

筆者らの施設の小児肝臓消化器科の外来を受診する子供達が持つ疾患は多岐に渡るが，そのなかには肥満症やメタボリック症候群，またそれに起因する肝機能異常で通院している患児もいる．

まず「肥満」と聞いて，よいイメージを持つ方は少ないであろう．それが自分や自分の家族に降りかかる言葉であった場合には，よりマイナスな感情を抱くであろうと思われる．今や現代病となっている肥満症であるが，これは大人だけではなく，子供においても問題となっている．そうなった理由には，患児もしくはその家族の食事管理に対しての知識不足や，共働きをしていてバランスのとれた食事を提供できないといった社会的背景を持っていることなど多岐に渡る．肥満症に対しての主な治療は，患児自身の健康管理である．しかし，前述のような理由で患児自身や家族のみでそれを行っていくことが困難である場合がある．筆者らの施設におけるヘルシーチャレンジプログラムとは，そういった患児ならびにその家族とともに，継続的な健康管理を実践できるよう援助していくためのプログラムである．

この「ヘルシーチャレンジプログラム」という名前には，筆者ら医療従事者の願いが込められている．プログラム企画当初，筆者らは「肥満ケアプログラム」と呼称していた．しかし，「肥満」という言葉がもつマイナスイメージがあることは事実であり，「肥満ケアプログラム」という名称のプログラムを患児やその家族へ説明し適応していくことで，大きなショックを受けてしまい，健康管理について消極的になってしまうのではないかと考えた．前述したが，このプログラムの主体は患児ならびにその家族の継続的な健康管理である．そのため，我々医療従事者はそれを援助していく立場として，プログラム名からも患児や家族が取り組める活力になりうるものにしようと考え，話し合いを重ねた結果，名称をヘルシーチャレンジプログラムとして運用していくこととした．したがってこの名称は，筆者ら医療従事者の患児ならびに家族への気持ちを表している．

2 プログラムの進め方

対象年齢

プログラムの対象年齢は6歳以上，つまり学童期以降の患児としている．その大きな理由としては，患児自身が健康管理の役割を担ってくる発達段階であるということがある．学童期前後において，それ以前の子供たち自身の健康管理は主にその家族が担っているが，自我の成長とともに段々と自分で判断し，自分で物事を決定できるようになってくると，自身の健康についても気にすることができるようになってくる．肥満症改善のためには長期間の継続した管理が必要であるが，単純に他人，すなわち医療従事者や家族から指示されたことをただ任務のようにこなしていくことは，子供たちにとっては苦痛でありストレスである．日々の生活のなかで，自身が決定していったことを実践していくことによって達成感が生まれ，継続につながると筆者らは考えている．そのために対象年齢を設け，家族のサポートを得ながら子供たち自身がプログラム内容を決定できるよう支援していくことが，プログラムを進めていく上での前提といえるであろう．

プログラムの4つのステップと多職種の全面的なかかわり

本プログラムでは，大きく分けて4つのことを行っていく．

まずは患児本人とその家族に対してプログラムの実施の相談を行う「導入」，次に一度小児病棟に入院した上でプログラムに沿った運動や食生活ケアの「実施」，最後に入院生活の「評価」，ならびに退院後のふだんの生活においての「実践」である．

プログラムを進めていくなかで，上記4つのどの場面においても，医師や看護師だけでなく，管理栄養士や保育士，チャイルド・ライフ・スペシャリスト（CLS）などさまざまな職種が連携してかかわっていく．筆者らの施設において本プログラムを実施する利点の1つに，患児との日常生活において，看護師のみではなく保育士やCLSなど，近くにいて支える存在が多いということがある．子供たちにプログラムを実施してもらうため，特にプログラム導入直後は，患児やその家族がプログラムの意味を理解し，そして実施できているという実感が必要である．前者においては子供たち目線で病気や検査について説明し，寄り添える存在として，後者においては子供たちが決めた内容の運動などを実施していくことに対して，より身近で応援してあげられる存在，そして実施したことを素直に褒めてあげられる存在として，看護師，保育士，CLS，管理栄養士，リハビリテーションスタッフなどの身近なスタッフが機能していると考えている．自分がやっていることの意味を知り，できたことが褒められることは次の行動や意識改革につながる．サポートを提案するのみではなく，精神的な支えとなれるようにかかわる全スタッフが団結している．

プログラム実施中はすべての場面において，医師や看護師のみでなく管理栄養士，場合によっては保育士，CLS，リハビリテーションスタッフ，薬剤師などが介入し，詳細に検討し合うことで，よりそれぞれの患児にあったプログラム内容に改善していく．

またプログラム適応の最初の1週間程度は，原則，小児病棟に入院してもらった上で開始していくことになるが，これは外来通院のみでは気づきにくい1日の行動や詳細な思考を観察し，汲み取っていくためである．ただし，この1週間程度の入院期間中にプログラムがすべて完結するのではなく，退院し，ふだんの生活に戻った後も自身の健康管理を患児とその家族が継続して実施していけるようにすることを目標としている．

3 プログラムの実際

1 導入

まず小児肝臓消化器科外来受診時に医師が診察を行い，プログラムの導入を判断する．生活歴の問診，腹部エコーなどを行い統合的な判断を行う．そこで教育的介入や指導を要し，プログラム導入が必要と判断された場合は，患児本人と家族と相談の上，入院してプログラムを実施するための日程調整を行っていく．

前述したとおり，プログラムでは入院期間を約1週間としている．これは患児や家族の生活や思いなどを詳しく知り，多職種で検討できる時間を考慮した上での期間であるが，ふだんの学校や習い事などは患児と家族自身で調整する必要があるため，夏季や冬季の長期の休みの期間に合わせるようにするなど，患児とその家族が納得して実施できるタイミングを探っていく．また入院期間中に医師が追加で検査や処置が必要と判断した場合は，入院期間を延長して実施する場合もある．その際には患児と家族に医療従事者が説明を行い，双方が納得するよう調整を行う．

この場合の医療従事者とは，医師や看護師，管理栄養士のみではなく，CLSや理学療法士など患児に応じて必要なスタッフが参加する．医師の説明のみではわからなかったことや質問できなかったこと，言いだしにくかった意見などを汲み取り，多職種で検討できるようにしていくためである．患児や家族の思いを尊重することで，継続して実施していける健康管理につながると考えている．

2 実施

質問票と食生活調査票

プログラム開始時に，まず患児とその家族へプログラムの流れを記載したパンフレット，ならびに質問票(**図1**)と食生活調査票(**図2**)を渡し，入院する前に患児とその家族に記入してもらっておく．

これらを記入してもらう目的は，プログラムの導入や入院の必要性に対する理解，ならびに自らの食生活についての理解や不安についての聴取である．

《質問票》

★入院までに下記項目の質問内容の記入をお願いします。★

氏名：　　　　　　　　　　　　　　　様（男・女）　年齢：　　　　歳

＊入院について

・なんで入院することになったか聞いていますか？

（本人：　　　　　　　　　　　　　　　　　　　　　　　　　）

（ご家族：　　　　　　　　　　　　　　　　　　　　　　　　）

・先生の話を聞いてどう思いましたか？

（本人：　　　　　　　　　　　　　　　　　　　　　　　　　）

（ご家族：　　　　　　　　　　　　　　　　　　　　　　　　）

・体の変化を感じたことはありますか？

＊生活について

・学校生活や友達，家族のことで悩んでいることや困っていることはありますか？

図1　質問票

入院した際にその場で患児や家族に聴取するのではなく，あらかじめ患児自身で記入することで，プログラム導入前の現在の状況をより詳しく医療従事者に伝えることができる．かつ医療従事者にとっては，より詳しく患児とその家族を理解し，今後の方向性を決める手がかりとすることができる．

● 生活表

入院以降は，問診結果を基に，患児とその家族，そして医療従事者が一丸となり，1人1人の入院期間中の生活プランを立案していく．生活プランは，

食生活調査票　　　　　　　　　　記入日：　　月　　日

氏名：　　　　　　　　　　　　様（男・女）

(1) 栄養相談を受けるのは初めてですか？
□はい　□いいえ（　　　　　年/場所　　　　　　　　　）

(2) 調理担当者は誰ですか？

家族構成（同居者）：

(3) 毎日3食食事を摂っていますか？
□はい　□いいえ（1日　　　　回食/理由：　　　　　　　）

(4) 食事時間は決まっていますか？
□一定　□だいたい一定　□不規則（理由：　　　　　　　）
朝食内容（時間　　：　　）
平日：
休日：
昼食内容（時間　　：　　）
平日：
休日：
夕食内容（時間　　：　　）
平日：
休日：
間食内容（時間　　：　　）
平日：
休日：

(5) 食事時間にかかる時間はどのくらいですか？
□遅い（　　分）　□普通（　　分）　□早い（　　分）

(6) 外食はしますか？
□はい（頻度：　　　）（内容：　　　　　　　）
□いいえ

(7) ジュース類（スポーツドリンクや栄養ドリンク，加糖コーヒー等を含む）は飲みますか？
□飲む（頻度：　　　）（内容：　　　　　　　）
□飲まない

(8) 牛乳は飲みますか？
□飲む（1日の摂取量：　　　　mL）
□飲まない

(9) 日頃心がけている運動はありますか？（習い事，クラブ，部活も含む）
□はい（頻度：　　　）（内容：　　　）　□いいえ

(10) 好き・嫌いな料理・食材について
好き：（　　　　　　　　　　　　）
嫌い：（　　　　　　　　　　　　）

図2　食生活質問票

図3のような生活表にまとめて記載することで可視化し，医療従事者と患児と家族とで共有していく．

生活表は，入院中の生活（図3b）のみではなく，入院前の生活（図3a）についても記入してもらっている．これは入院以前の生活についても記入することで，ふだんの自分の生活リズムや習慣を理解し，入院生活中にも取り入れたりすることができるきっかけにもなるからである．

生活プランのなかには，食事や運動の時間だけではなく，おのおのの趣味や勉強の時間なども組み込んでいくようにする．入院期間中であっても，ふだんの生活に最大限近づけられるようにして，退院後も継続していけるように援助する目的がある．

また，生活表は最初は患児本人に記入してもらうが，患児のみに書いても

入院前のお家での生活

【表にかくこと】
起きる時間，寝る時間，食事の時間，
おやつの時間，学校やならいごと
あそびの時間…等
1日の生活を書いてね★

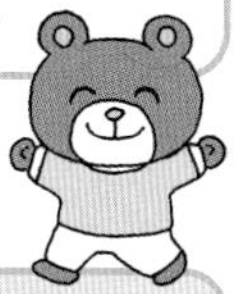

【習いごと】
どんなならいごとをしているかな？
（　柔道　週2回　）
いつならいごとをしているかな？
（　じゅく　）

【あそびや運動】
どんな遊びや運動をしているかな？
（　ゲーム　）
（　　　）

平日　習い事がある日　習い事が無い日　休日

0時		0時	
1時		1時	
2時		2時	
3時		3時	
4時		4時	
5時		5時	
6時		6時	
7時	おきる	7時	
8時	あさごはん	8時	おきる
9時	学	9時	あさごはん
10時		10時	
11時	校	11時	
12時	きゅうしょく	12時	昼ごはん
13時	学	13時	
14時	校	14時	
15時		15時	
16時	おやつ	16時	
17時	柔道	17時	
18時		18時	よるごはん
19時		19時	
20時	よるごはん	20時	
21時	ふろ	21時	
22時	ねる	22時	ねる
23時		23時	

看護師名；　　部署；　　日付；

図3a　生活表：入院前
実際に記入された生活表を忠実に再現して作成したもの．

らうと大雑把な表記が多くなり，**図3**のような内容になりがちである．そのため医療従事者が介入し，具体的な食べ物の摂取量や時間，運動の内容などを聴取していくことで，より具体的なスケジュール内容とし，現在の状況や今後の方針決定の参考になるようにしている．

入院期間中は，その生活プランを軸に生活してもらい，医療従事者は患児とその家族に対してコミュニケーションを密にとりながら，時にはプログラムに一緒に参加して，日々の様子を観察していく．日々の運動量，体重の推移，患児と家族の発言，プログラムへの参加態度などを医療従事者が日々分析していくことで，次の介入や声掛けに繋げていき，よりよい関係構築を目指していく．たとえば，プログラム開始の入院時に万歩計を持参してもらって，病棟での生活や運動時に身に付けてもらい，日々その歩数をカウントし，患

入院中の生活

目標：（ 15,000 ）歩/日！！

【運 動】
いつ，どこで，どん な運動する？
★★運動する時間や内容を
右の1日のスケジュールに
書いてみてね★★

【目標設定】
先生の話しを聞いて，
入院中，何を頑張り
たいと思ったかな？

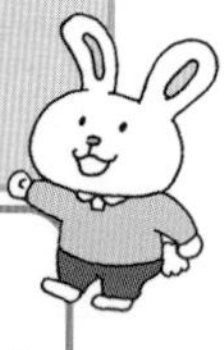

歩くこと
腹筋(★20回)
ごはんをあまりたべない
↓
★3回ごはんをたべる

0時	
1時	
2時	
3時	
4時	
5時	
6時	起床　体重測定
7時	7：30　朝ごはん
8時	↑　30分あるいたら15分休憩する
9時	運動
10時	↓　10時からなわとびをする100回
11時	
12時	12：30　お昼ごはん　たべたら30分あるく
13時	シャワー
14時	13：00～16：00の間で
15時	シャワーの時間を決めてね
16時	
17時	運動　おかあさんと歩く
18時	18：30　夜ごはん　たべたら30分あるく
19時	↑
20時	↓　運動
21時	21：00　就寝
22時	
23時	

看護師名；　部署；　日付；

図3b　生活表：入院中
実際に記入された生活表を忠実に再現して作成したもの．

児と家族で共有するようにしている．これは，万歩計の数値で日々の成果を可視化することによって，介入や声掛けのきっかけができ，かつ「自分はここまでがんばったんだ」という患児の自信やヤル気に繋げることができるからである．

一方，入院生活中の子供たちは，安全管理などの問題から，病棟内で過ごす時間が生活のほとんどとなってしまうということが考えられる．筆者らの施設の小児病棟でも，基本的に入院患者は病棟外には出てはいけない規則となっている．そのため，できる運動はかぎられ単調になってしまいがちである．単調になると，最初は運動にやる気があっても飽きてしまい，入院期間中でも継続できないという場合もある．そこで小児担当の理学療法士とも連携し，かぎられたスペースでもできる日々の運動やストレッチなどの提案をしたり，運動内容について直接相談もできる環境を整えている．たとえば**図3**のような患児の場合であれば，入院中の生活を記入してもらった上で，運動については腹筋などの患児の得意なものや好きなものを日ごろからできる環境を作り，かつ目標回数をきっちりと設定することで本人のヤル気に繋げようと工夫した．この患児の場合は，ヤル気があるため2時間の運動時間をとっているが，何をしてどの程度休息するのか明確になっていなかったため，医療従事者が介入して活動と休息のバランスがとれるよう援助し，継続して運動できるよう支援した．食習慣に対しては，ご飯を食べないようにという考えを持っていたので，適切な量を3食しっかり摂ることを意識するように伝え，考え方のヒントを与えていった．また柔道をやっていたため，今後の運動習慣を考えていく上では，新たな運動を勧めるというより柔道中心の運動内容を一緒に考えていくようにした．

3 評価

日々の患児とその家族の様子を各医療従事者が観察・評価していき，多職種からなる専門チームでプログラムについての評価カンファレンスを行う．今後の入院生活の内容のみではなく，退院後の生活も見据えて患児と家族が継続してプログラムを実施することが可能か話し合い，達成度を評価し，再度方針を決定していく．カンファレンスで話し合われた内容をもとに，管理栄養士が患児とその家族へ栄養相談を実施し，自宅での栄養管理についての指導や食事のメニューなどのアドバイスを行っていく．家族の仕事や患児自身の食事に対する嗜好もあり，日々の食事管理は大変難しいものであるといえる．各家庭に合った食事の管理方法の指導を行い，食事療法の継続を支援していくことが必要になる．

栄養相談を終えた後，患児と家族に作戦シート（**図4**）を渡して記入してもらう．作戦シートは，入院期間中から，退院後のふだんの生活を見据えるために記入するものであり，「この時間にはこんな運動ができる」といった目標設定や，「帰ったらどんなことに気をつければよいのだろうか」といった不安，わからない点を自らが自覚できるようにするために役立てることができる．

入院期間中の食事や運動内容をそのまま退院した後に自宅で行うことは，学校や習い事もある患児にとっては，ほぼ不可能であるといえる．そのため，

お家での生活にむけた作戦シート

【お食事】
食べ物で気をつけることは？
食べる時間や内容など…

よくかんでたべる．
30回かむ

【運 動】
日々の生活でいつ・どんな運動をする？

体育をがんばる
柔道をがんばる
腹筋を1日30回やる

【目 標】
自分が達成できそうな目標を考えてみよう！
例えば：「一日一回，30分くらいの運動をする.」
「間食をしない.」等…

ねるまえにおやつはなるべく食べない
休みの日は外で運動をする
1万5000歩あるく

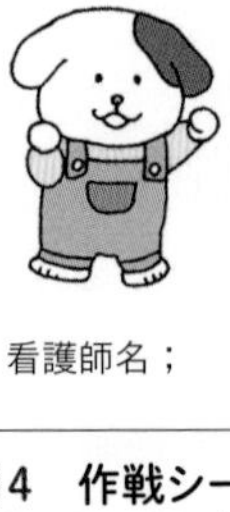

看護師名；　部署；　日付；

図4　作戦シート
実際に記入された作戦シートを忠実に再現して作成したもの．

たとえば空き時間を探して運動する時間に置き換えてみたり，食事の内容や時間帯を変更するなど，ふだんの生活リズムや習慣をどう変えていくか考える必要がある．作戦シートは，患児や家族のみでなく，すべての医療従事者が一緒に考え，患児と家族にとって無理なく実行できる生活の提案を行っていくためのツールとなる．**図4**の場合，食事習慣について管理栄養士が介入することにより，意識してほしいことを目標としてあげることができている．これは患児の意欲が感じとれる箇所であり，しっかりと褒めて，継続できるように声掛けを続けた．また，運動については入院中の回数より多い目標設定となっているため，褒めると同時に，無理なら入院中の回数に戻してもよく，継続して実施していくことが大事であることと伝え，ヤル気が削がれないよう介入していった．

記入してもらった作戦シートの内容をふまえて患児と家族への面談を行い，最終的な今後の方向性を決定する．この面談が終了した後に退院となる．

4 実践

退院後は，定期的に外来を受診してもらい，退院後の状況をみながら介入を続けていく．入院中に実施していた運動をそのまま退院後の生活でも実施していたり，体重記録のスマホアプリを利用して日々の体重変化を記録し，運動する活力にして継続した運動に取り組んでいたりと，患児と家族が無理のない範囲で食事や運動などの管理を継続できている姿は，我々医療従事者にとってとても嬉しいことである．退院後も成長・発達のフォローや生活についての情報収集・分析を行っていき，すべての医療従事者が継続的なかかわりを維持していくようにしている．

4 市民公開講座

ヘルシーチャレンジプログラムの実施件数は，2019年の導入以来，増加傾向にある．しかし，このようなプログラムがあること，そしてそれを病院で受けられることについて認知度は依然低い．子供達の肥満や体調管理について不安や悩みを抱えている家族は，どこに，そして誰に相談してよいのかわからないということもある．そういった地域住民や不安を抱える家族のために，筆者らの施設では市民公開講座を設け，肥満予防に対する啓発や，ヘルシーチャレンジプログラムの概要，実際の様子について周知してもらうよう取り組んでいる．これまでも多くの方々に参加いただいており，講座の一部として，子供たちが身体を動かす楽しさを感じてもらうために，武道（躰道）の世界チャンピオンから直接教えてもらえる体験会も同時開催したこともあり，家族連れの参加者も多い．患児やその家族に，まずはこのようなプログラムがあることを知ってもらい，それをきっかけに実際に相談に来てもらえるよう後押しできればと思っている．

これまでヘルシーチャレンジプログラムを受けた患児や家族からは，嬉しい反応を数多くもらっているが，特に印象深かったものとして，外来の待ち時間に看護師に「この（外来の）待ち時間に歩いています！」と言っていただいたことがある．このときは蒔いた種が大輪の花を咲かせたような気持ちで，患児と家族の健康管理をしっかりとサポートすることができているのだという実感を持つことができた．筆者を含めヘルシーチャレンジプログラムにかかわるすべてのスタッフは，これからも肥満に立ち向かおうとする患児とその家族に寄り添っていきたいと考えている．

済生会横浜市東部病院の市民公開講座の情報は，病院ホームページ（https://www.tobu.saiseikai.or.jp/）で適宜情報発信を行っている．また，ヘルシーチャレンジプログラムへの参加は，市民公開講座を受講していなくても可能であり，興味のある方は小児肝臓消化器科初診外来をぜひとも受診していただきたい．

［磯部涼太郎］

症例❷

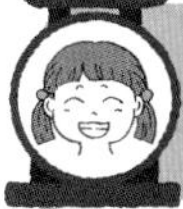

9歳女児
―偶然発見された肝機能異常がきっかけで治療が開始された肥満症の例

現病歴　6歳頃より頸部リンパ節腫脹と発熱を繰り返し，血液検査で肝機能異常を指摘されていたが，精査はされておらず，完全な肝機能の正常化も確認されていなかった．8歳時に某こども病院へ肝機能異常精査のため紹介となり，抗核抗体80倍であり，自己免疫性肝炎を疑われ，精査目的で9歳時に筆者の施設へ入院となった．母親は肥満体型，父親はやせ型．

身長132.5 cm（±0SD），体重41.0 kg（＋1.6SD），腹囲68.5 cm，肥満度38.1％，腹囲/身長比0.517，血圧112/78 mmHg，AST 104 U/L，ALT 174 U/L，T-chol 176 mg/dL, TG 73 mg/dL，UA 6.9 mg/dL.

肥満症の診断で，入院と同時にヘルシーチャレンジプログラム（p.159）を導入した．肝生検を施行したが，自己免疫性肝炎は否定的であり，肥満症による脂肪肝を診断された．食事は1,200 kcal/日とし，万歩計を用いて運動量を見える化した．1週間の入院で体重39.4 kgまで減量し，退院した．

経　過　退院3か月後の外来では，体重は300 g減少していたが，退院6か月後の外来では体重が41.3 kgと増加していた．1日1万歩を目標としていたが，実際には土日は7,000～8,000歩，平日は多い時で13,000歩とのことであった．母親は，食事は朝昼晩の食事は制限しているとのことであったが，下校後にアイスと煎餅とパンを一度におやつとして食べてしまう，牛乳や豆乳も飲むとのことであった．体重が増加していることを考えると，おそらく2,400 cal/日以上は食べているであろうと考えられることを本人と母親へ伝え，本人と話し，おやつを減らす，歩く距離をもう少し増やすことを約束し，次回外来までの宿題として，「やせたらどうなりたいか？ どんな自分になりたいか？」を10個考えてくることとした．

退院9か月後の外来では身長134.8 cm，体重42.8 kgと増加していた．前回受診時の宿題「やせたら何ができるか？」の回答は，「新体操を習っているので，レオタードがきれいに着れる」，「持久走が速く走れる」，「フィットする服とかがきれいに着られる」，「登り棒が上まで行ける」，「みんなが褒めてくれる」であった．そして，①家に自分が憧れの人やきれいな服を着ている人のポスターを貼ること，②「やせたら何ができるか？」を紙に書いて毎日見る，③運動する前は体重が減ったときのことを想像する，④食べたくなったら体重が増えたときのことを想像する，を提案した．

退院14か月後の外来時では身長138.3 cm，体重46.2 kgであった．本人に体重が増えてしまった原因を考えてもらうと，週2～3回，庭でバドミントンしたり，バレーボールしたりしていたが，コロナウイルス感染症流行のため学校に行けなかった．週2～3回1本だけヤクルト®を飲んでいた，午後におやつ，アイス，駄菓子とかを食べていた，水泳を止めてしまったとの答えが返ってきた．母親に確認すると，昼の食事を買い置きしたり，作り置きしたりしていたとのことであった．本人に次回までの目標体重を確認すると，42.5 kgまで減らすとのことであった．そのためには，夕飯を食べるときは一口に入れる量を500円玉大くらいにして30回噛む，ダンスの練習をする，との行動をあげてくれた．

退院から20か月後の外来では，身長141.9 cm，体重48.6 kgとさらに体重が増えていた．確認すると，夕飯を30回噛むのは意識できなかった，ダンスは習い事でやっていた，ポスターは家に貼ったとのことであった．体重が増えてしまった原因を本人に聞くと「食べ過ぎた」，母親に聞くと「食べるのが速い，最初は気にしているけど，時間が経つと気が緩んでくる」とのことであった．母親へ「今，何カロリーくらい食べていると思いますか？」と聞いてみると，「家族が多いのでカロリー計算をしていない」とのことで，大皿盛りの料理を好きなだけ自分で取って食べているとのことであった．「では，何カロリーくらいが適切だと思いますか？」と聞くと，「1,200 kcalくらい」との返事が返ってきた．そこで「おそらく，今は少なくとも2,400 kcalくらいは食べていると思います．学校へ行ったり，習い事をしたりしているし，成長のための栄養も必要なので1,800～2,000 kcalくらいは食べてもよいと思います．だから，今食べている量の20％減にしてみてください．イメージできますか？」と母親へ伝え，本人には「今まで10個食べていたら，8個に減らす，お茶碗にご飯を100 g入れていたら，80 gに減らすといいと思うよ」と伝えたところ，大まかな量が理解できたようであった．そして，次回の受診日を3か月後とすること，体重を45 kgに減らしてくること，夕飯を一口500円玉大で30回噛む，夜にウォーキングをする，ウォーキングができないときは家の中でウォーキングマシンを使う，母親に食べる量を量って決めてもらい，その量しか食べない，という行動を本人が決めた．本人へは「誰かに協力をお願いすることはよいことだよ．だから，お母さんに量を量ってもらうのであれば，ちゃんとお願いしようか？」と伝え，本人から母親へ食事の計量をお願いした．

考察・ポイント　ヘルシーチャレンジプログラム（p.159）を行ったからといって，100％うまくいくということはない，短期的にはむしろ，体重が増えてしまうことのほうが多い．しかし，治療の主導権が医療従事者側にあると，本人の主体性は育まれない．あくまで，本人に治療の主導権を握らせ，体重が増えてしまったらその原因と対策を一緒に考えていくことが重要であると考える．そして本症例では，栄養指導を受けたにもかかわらず，指導された栄養量を母親が把握していなかったことも，最後の受診時に判明した．また，仕事や家事で忙しくてカロリーを計算できないということも判明した．そこで直感的に理解してもらうために，実際の摂取カロリーを推定して，量を全体的に20％減らすという提案をしてみた．この方法で成功しなければ，別の方法を考えればよい．

［十河　剛］

症例❸

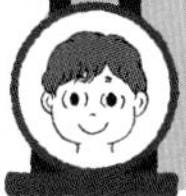

15歳男児
―全身型若年性特発性関節炎の治療を契機に体重が1年で20kg増加した例

現病歴 1年前に全身型若年性特発性関節炎を発症し，ステロイド投与を開始したところ，ステロイドの副作用である空腹感のため過食が始まり，1年間で体重が20kg増加した．トシリズマブを導入し，ステロイドも2.5mgまで減量し，栄養指導を繰り返したが，体重が減らなかった．

血液検査で，AST 35U/L，ALT 68U/L，総コレステロール219mg/dL，中性脂肪138mg/dLであり，腹部超音波検査で肝内に限局的な高輝度領域が3か所みられたため，肝臓外来受診となった．身長166.6cm，体重74.6kg，肥満度35.26％，血圧119/82mmHg.

経　過 CT所見と合わせ，腹部超音波検査でみられた限局的な高輝度領域は，まだら脂肪肝と診断した．野菜はよく食べるが，ご飯を毎食2杯食べ，お菓子は食べないが，ジュース，スポーツドリンクはよく飲むとのことであった．3か月後の外来までに体重を2kg減らしてくることを約束し，ご飯は1杯，ジュース，スポーツドリンクはお茶や水に変更するように指導した．3か月後，体重は2.1kg減っており，AST 33U/L，ALT 54U/Lと高値であったが，腹部超音波検査ではまだら脂肪肝の所見は消失していた．

しかし，その3か月後には体重は1.5kg増加しており，超音波では再びまだら脂肪肝の所見がみられ，血液検査ではAST 34U/L，ALT 81U/L，総コレステロール(食後)221mg/dL，中性脂肪(食後)423mg/dLと上昇していた．以降も体重は増減を繰り返し，それに伴い，トランスアミナーゼ値も増減を繰り返した．1日1～2万歩を目標として運動していたが，ポケモンGo® が流行り始めた頃は歩行数が増えたが，ポケモンをほとんど捕まえてしまうと歩行数は低下し，体重が増えてしまった．ただし，リウマチ外来とは受診日が異なるにもかかわらず，肝臓外来へは定期的に受診を継続していた．外来ではコーチング的なかかわりで，本人との対話の中で本人が目標を設定し，そのための行動を決めることを繰り返していたところ，体重は76～78kgの間には落ち着くようになってきた．

22歳で大学を卒業するまで，肝臓外来を受診し続け，就職を契機に1人暮らしを始めたところ，“ながら食べ”の習慣もなくなり，体重は73kgまで減少したところで，成人診療科へ移行することとなった．

考察・ポイント わずか数kgの体重減少でも，画像上，脂肪肝が改善することはある．また，トランスアミナーゼも体重の増減にほぼ相関するような動きをする場合には，努力の結果が“見える化”できるため，患児や養育者にとってもよい動機づけとなる．また，肥満症診療においては，途中で外来に来なくなってしまうことが少なくないが，本症例のように一方的に指導内容を伝えるのではなく，患児に主体的に目標や行動を決めてもらうことで，診療継続につなげることができると考える．最終的に

1人暮らしを始めた後でも，安易な生活に流れることなく，体重を減らすことができたという点も，診療を継続したことで主体的に行動する習慣が身についていった成果だと考えている．

［十河　剛］

症例❹

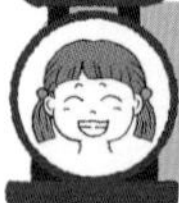

10歳女児─家族の協力が得られ，いったん体重減少がみられたが，環境の変化で再度増加した例

主　訴　肥満．

現病歴　保育園の年長時より肥満傾向であった．小学校入学以降，母が気になり近医に相談したところ，肥満度44.6％を指摘され，精査加療目的に紹介され入院．

既往歴　特になし．

家族歴・生活環境　学校は登校している．週1回トランポリン教室に通っている．

現　症　身長147.0cm（＋1.5SD），体重51.4kg（＋2.6SD），腹囲78.3cm，血圧117/75mmHg．黒色表皮症なし．

血液検査　AST 18U/L，ALT 12U/L，T-Bil 0.4mg/dL，D-Bil 0.1mg/dL，γ-GTP 14U/L，T-Chol 169mg/dL，TG 157mg/dL，HDL-C 66mg/dL，LDL-C 89mg/dL，フェリチン 77.8ng/mL，空腹時血糖 91mg/dL，HbA1c 5.7％（NGSP），インスリン≦0.4μU/mL．

腹部超音波検査　肝腎コントラスト陰性．

頸部超音波検査　異常所見なし．

OGTT　2時間値：144mg/dLで糖尿病境界型．

肝組織　小葉中心域に中滴性の脂肪沈着を認め，類洞拡張を認める．

経　過　標準体重39.9kg，肥満度29％で肥満と判定．ウエスト身長比＝0.5より内臓脂肪型肥満と考えられ，肥満症診断基準のA項目を満たした．栄養指導前の1日摂取カロリーは2,300～2,400kcalと推測されたため，栄養指導は1,400kcal/日を最終目標とし，まずは1,800kcal/日で指導し，食事内容を携帯電話で写真撮影し記録をつけ，勉強の合間に10分でもよいので体を動かすように指導した．初診から約1年後も体重は微増程度で，＋1.8SDとなり，腹部超音波検査では肝腎コントラストは陰性化した．しかし，初診から1年半後には再度体重が増加に転じていた．母親はコロナ禍で学校が休校となり運動量が減ったことを一番の要因に挙げていたが，栄養士による詳細な問診では，明らかに揚げ物や間食の摂取が増えたことによる摂取カロリーの増加（推定摂取カロリー1,800kcal/日）があり，これが一番の要因と思われた．

考察・ポイント　家族の協力が得られ，生活指導を遵守したことでいったん体重減少がみられたが，社会生活環境の変化で再度体重増加傾向に転じた．

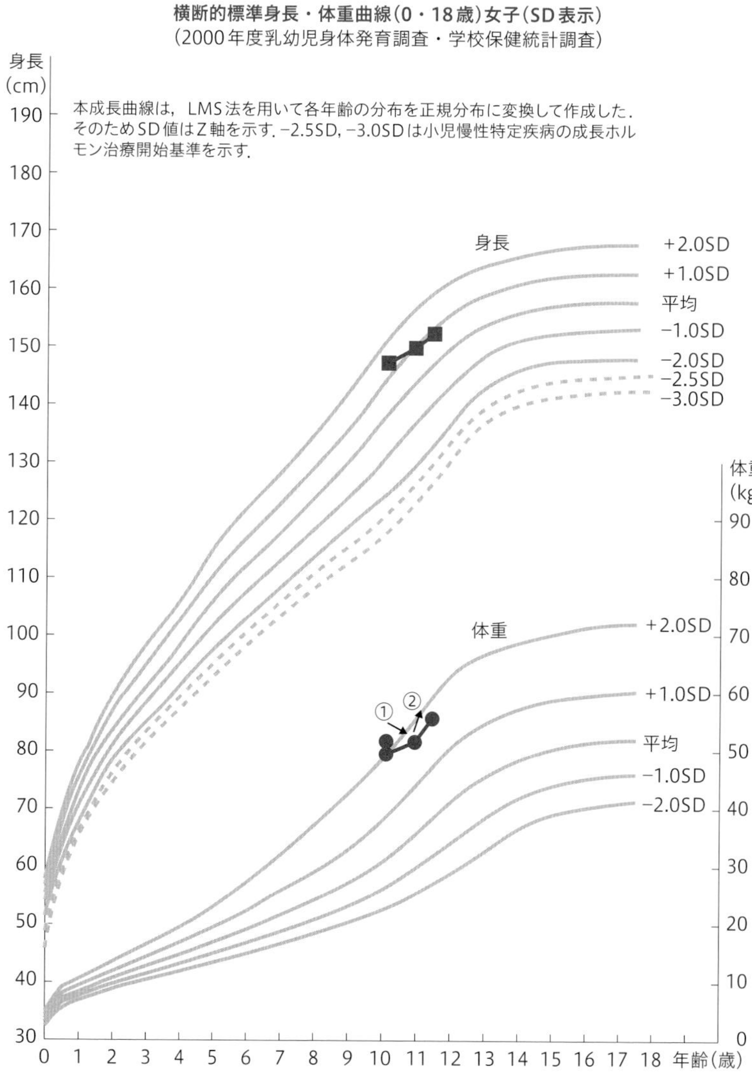

図1　成長曲線
①生活指導を遵守し，体重増加はやや減少した．
②社会生活環境が変化し，再度体重増加傾向となった．

[小林宗也]

症例❺

9歳男児
―患児や保護者のペースに合わせて指導を行っていくことが必要であった例

主　訴　肥満，肝機能異常，脂肪肝．

現病歴　近医受診時の血液検査で肝機能異常を指摘され精査加療目的に紹介され入院．

既往歴　特になし．

家族歴・生活環境　母子家庭．父：高血圧，脂質異常症を有し肥満．大動脈解離で死亡．父方祖父：脳出血．母方祖父：脳梗塞．母：肥満体型．

現　症　身長139.7 cm（＋1.2SD），体重50.2 kg（＋2.9SD），肥満度51％（標準体重33.3 kg），腹囲83.5 cm，血圧135/77 mmHg．腋窩に黒色表皮症を認めた．

血液検査　AST 295 U/L，ALT 518 U/L，T-Bil 0.3 mg/dL，D-Bil 0.1 mg/dL，γ-GTP 189 U/L，T-Chol 257 mg/dL，TG 324 mg/dL，HDL-C 48 mg/dL，LDL-C 170 mg/dL，フェリチン324.2 ng/mL，空腹時血糖103 mg/dL，HbA1c 5.7％（NGSP），インスリン12.0 μU/mL．

腹部超音波検査　肝腎コントラスト陽性，focal spared area陽性．

頸部超音波検査　異常所見なし．

OGTT　2時間値：106 mg/dL．

肝組織　小葉周縁域に大滴性の脂肪沈着を認め，小葉中心域の類洞壁の線維化を認める．d-PAS染色ではセロイド陽性マクロファージがみられ，脂肪肝炎と考えられる（図1，2，3）．

経　過　標準体重33.3 kg，肥満度51％で肥満と判定．ウエスト身長比＝0.60より内臓脂肪型肥満と考えられ，肥満症診断基準のA項目を満たした．また，メタボリックシンドロームの診断基準も満たしていた．肝組織では脂肪肝炎を発症しており，HOMA-IR（homeostasis model assessment as an index of insulin resistance）3.1（2.5以上でインスリン抵抗性あり）でインスリン抵抗性が認められた．教育入院し，食事・運動療法の必要性を母親に説明したが，「学校のクラスには，他にも肥満の子がいるのに，なぜうちの子だけ」と言って自己退院した．

考察・ポイント　ただちに生活様式を変えることは難しく，また複雑な家庭環境があったため，焦らずゆっくりと患児や保護者のペースに合わせて指導を行っていくことが必要であったと反省した症例である．

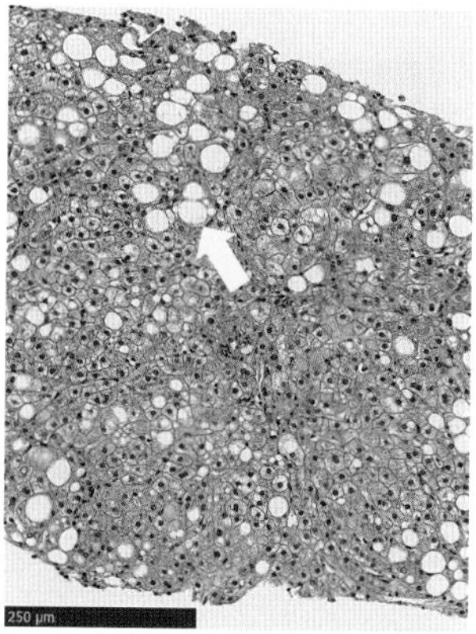

図1　Hematoxylin-Eosin 染色
小葉周辺域に大滴性の脂肪沈着を認める（矢印）

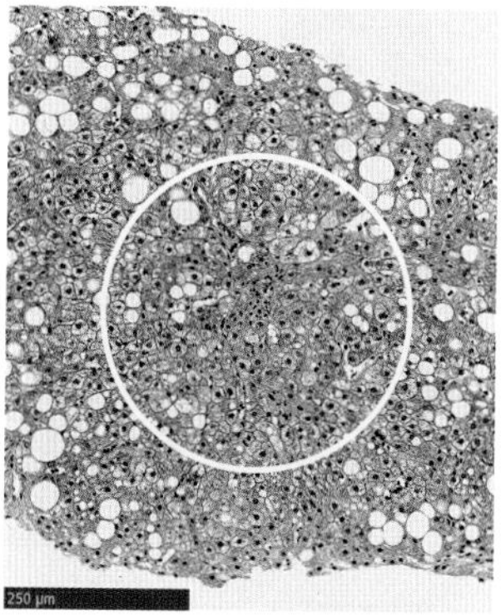

図2　Masson-Trichrome 染色
小葉中心域の類洞壁に線維化を認める（円内）.

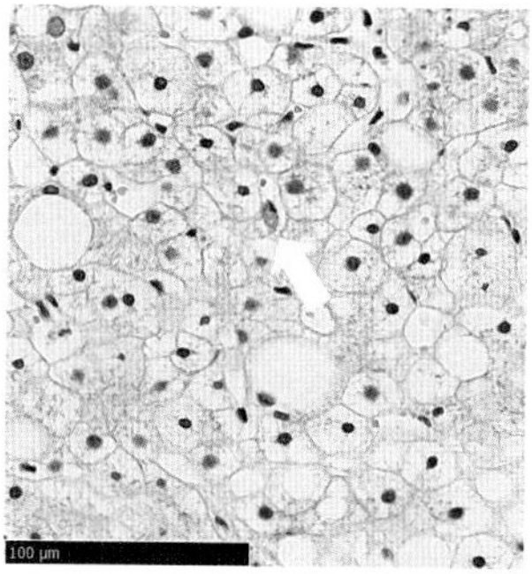

図3　ジアスターゼ消化 PAS 染色
セロイド陽性マクロファージを認める（矢印）.

［小林宗也］

付表1　年齢別の標準的食事例　〔献立の各材料と重量（g）を付表2に示す〕

	1～2歳	3～5歳	6～7歳	8～9歳	10～11歳	12～15歳
朝 食	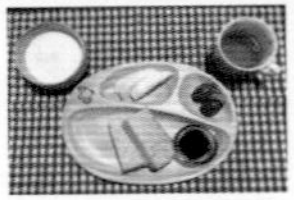	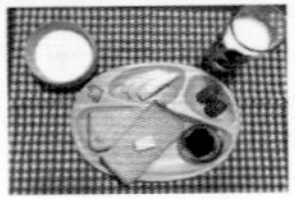	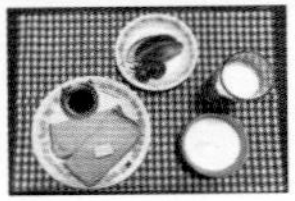	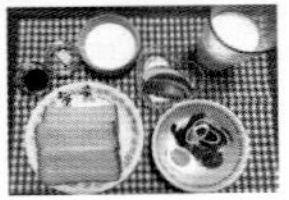	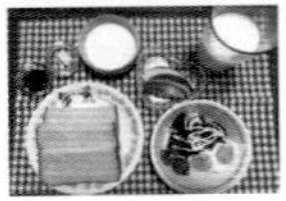	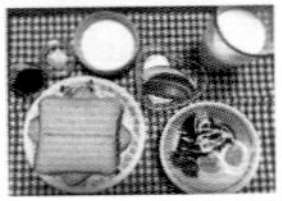
10時	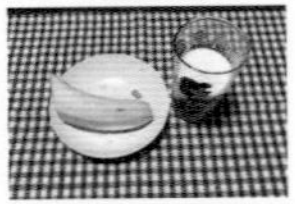					
昼 食	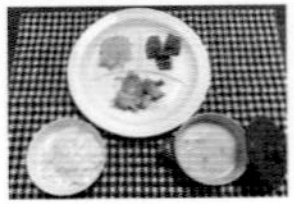	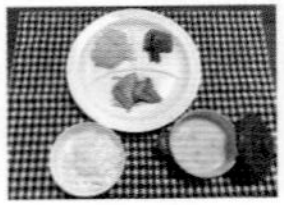	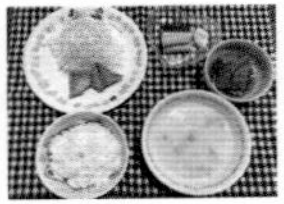 学校 	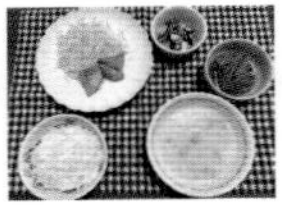 学校 	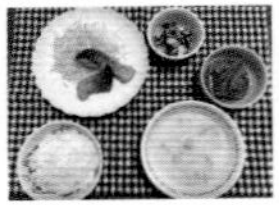 学校 	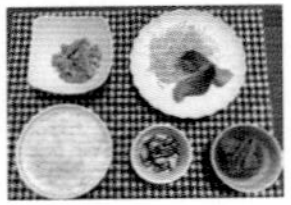
15時	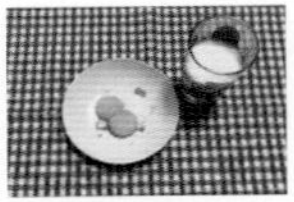	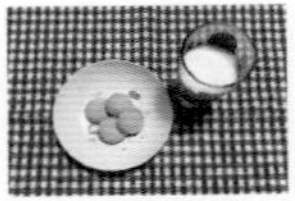	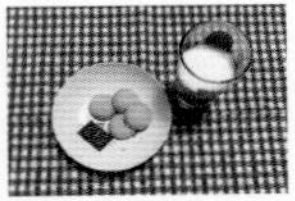	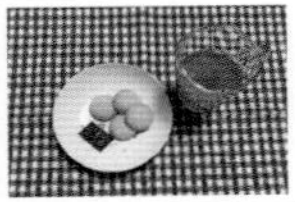	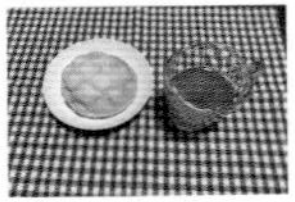	
夕 食	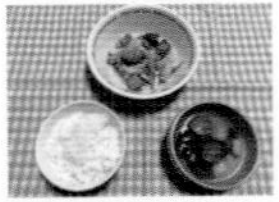	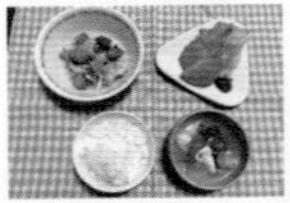	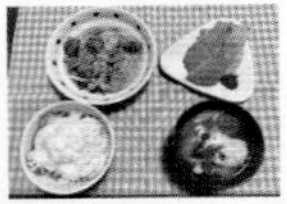	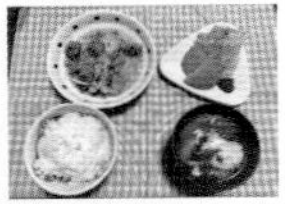	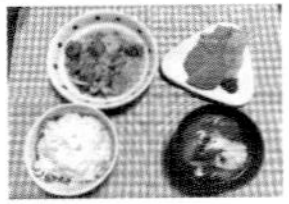	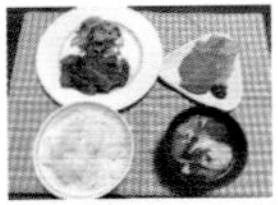
栄養量	エネルギー 918 kcal	エネルギー 1,260 kcal	エネルギー 1,501 kcal	エネルギー 1,847 kcal	エネルギー 2,190 kcal	エネルギー 2,511 kcal
	蛋白質 35.3 g	蛋白質 43.3 g	蛋白質 52.4 g	蛋白質 66.5 g	蛋白質 79.2 g	蛋白質 89.2 g
	脂 質 20.0 g	脂 質 35.9 g	脂 質 46.5 g	脂 質 56.3 g	脂 質 65.9 g	脂 質 82.3 g
	糖 質 149 g	糖 質 189 g	糖 質 216 g	糖 質 265 g	糖 質 316 g	糖 質 342 g
	食事総量 1,134 g	食事総量 1,234 g	食事総量 1,626 g	食事総量 1,931 g	食事総量 2,068 g	食事総量 2,079 g

付表2　年齢別の標準的食事例（付表1）の材料と重量（g）

食事時間	献立名	材料	1〜2歳	3〜5歳	6〜7歳	8〜9歳	10〜11歳	12〜15歳	目安量	補足・調理法など
朝食	トースト	食パン	40	60	60	90	90	120	60g：6枚切り1枚 90g：8枚切り2枚	
	ジャム	いちごジャム	7	7	7	7	15	15	大さじ1杯で20g	
	バター		—	5	5	5	10	10	給食用のキューブ1個で8g	
	ミニサラダ	ゆで卵	—	—	—	25	50	50	M玉1個で50g	
		ミニトマト	25	25	25	25	25	25	ミニトマト2個，通常サイズのトマトであれば1/6〜1/8個分	
		ブロッコリー（冷凍）	—	—	—	30	60	60	小房を1〜2個	
		マヨネーズ	—	—		6	6	6	小さじ1杯	
	ヨーグルト	カップヨーグルト	100	100	100	100	100	100	通常のカップヨーグルトは1個で80〜100g程度	
	果物	りんご	40	60	60	60	60	60	1/6〜1/4個分	りんごは皮ごと食べると食物繊維の摂取量が増す．
	飲み物	牛乳	—	150	150	150	150	—	コップ1杯	
		麦茶	100	100	100	100	100	—		
		カフェオレ	—	—	—	—	—	200	大きなマグカップ1杯	
10時	果物	バナナ	100	—	—	—	—	—	大きなバナナであれば半本，小さいもので2/3本	
	牛乳	牛乳	100	—	—	—	—	—	子供用のマグカップ1杯	
昼食	米飯	米飯	80	100	100	150	150	250	80g：子供用茶碗8〜9分目 100g：子供用茶碗1杯 150g：女性用茶碗にこんもり1杯 250g：女性用茶碗で2杯またはどんぶり軽く1杯（牛丼のご飯なら300g）	
	鮭竜田揚げ	鮭	30	30	30	30	50	50	大きな切り身1枚で100g	鮭はしょうゆに漬けて下味を付け，小麦粉をはたいて油で揚げる．
		しょうゆ	1	1	1	1	2	2		
		薄力粉	2	2	2	2	3	3		
		サラダ油	3	3	3	3	5	5		
		キャベツ-ゆで	20	30	30	—	—	—	キャベツは大きい葉で1枚	
		キャベツ-生	—	—	—	30	30	30		

（次頁へ続く）

食事時間	献立名	材料	1～2歳	3～5歳	6～7歳	8～9歳	10～11歳	12～15歳	目安量	補足・調理法など
昼食	かぼちゃ煮	かぼちゃ（冷凍）	30	50	50	50	50	50	冷凍のもので1～2個	かぼちゃとインゲンは凍ったまま，めんつゆを入れて電子レンジで2～3分加熱．
		インゲン（冷凍）	5	7	7	7	7	7	4～5本	
		めんつゆ（ストレート）	10	15	15	15	15	15	大さじ1杯	
	スティックきゅうり味噌マヨ	きゅうり	—	—	30	—	—	—	1/3～1/4本	
		マヨネーズ	—	—	6	—	—	—		
		味噌	—	—	1	—	—	—		
	きゅうり昆布和え	きゅうり	—	—	—	30	30	30		きゅうりは薄切りして塩昆布と混ぜる．ゆかり®でもおいしい．
		塩昆布	—	—	—	1	1	1	数本	
	コーンスープ	コーンクリームスープ（粉末）	9	9	18	18	18	—	インスタントスープの素はマグカップ1杯分が18g	ミックスベジタブルは分量の水を加えてレンジで加熱し，コーンスープの素を入れる．キノコを入れてもおいしい．
		水	80	80	160	160	160	—		
		ミックスベジタブル（冷凍）	10	10	20	20	20	—	10g：大さじ1杯程度	
	ソーセージと野菜のソテー	ウインナーソーセージ	—	—	—	—	—	20	ウインナーソーセージ1本で10～15g	ミックスベジタブルとソーセージは，オリーブ油で炒めて塩コショウで味付けする．ミックスベジタブルの代わりにインゲンやほうれん草，ブロッコリーなどで応用できる．
		ミックスベジタブル（冷凍）	—	—	—	—	—	30		
		オリーブ油	—	—	—	—	—	3		
		塩	—	—	—	—	—	0.3		
		こしょう	—	—	—	—	—	0.01		
	牛乳	牛乳	—	—	—	200	200	200		
15時	クッキーなど	バタービスケット	5	10	10	10	—	—	10g：直径3cm程度のものが2～3枚	さつまいもやバナナに変えてもよい．学校給食が始まるまでは牛乳を100～150mL程度摂取するように心がける．
		ミルクチョコレート	—	—	5	5	—	—	小片1つ	
		メロンパン	—	—	—	—	60	—	小さいメロンパン1個または通常サイズのもの1/2個分	
		牛乳	100	100	100	—	—	—		
		麦茶	—	—	—	150	150	—		

（次頁へ続く）

食事時間	献立名	材料	1～2歳	3～5歳	6～7歳	8～9歳	10～11歳	12～15歳	目安量	補足・調理法など
夕食	米飯	米飯	80	100	130	150	200	250		野菜はすべて千切りしておき，焼き鳥缶を汁ごと入れて，レンジで2～3分加熱する．野菜はキャベツ，もやし，大根なども可．
	鶏肉と白菜の蒸し煮	焼き鳥（缶詰）	30	30	60	60	60	—	焼き鳥缶1個で70g程度	
		白菜	30	30	45	45	45	—	白菜は大きい葉1枚で80～100g	
		にんじん	3	3	5	5	5	—		
		青ピーマン	2	2	3	3	3	—		
		玉ねぎ	7	7	10	10	10	—		
	鶏ももの照り焼き	若鶏のもも肉（皮つき）-生	—	—	—	—	—	100	鶏もも肉1枚で250～400g	鶏もも肉は身が厚いところは切り開いて，表面積を大きくする．小麦粉を薄くはたいてから，少量の油で炒め焼きし，火が9割ほど通ったら，しょうゆとみりんを入れて少し煮詰める．野菜は千切りにして，ゆでて軽く絞り付け合わせにする．
		薄力粉（1等）	—	—	—	—	—	4		
		こいくちしょうゆ	—	—	—	—	—	7		
		みりん・本みりん	—	—	—	—	—	7		
		なたね油	—	—	—	—	—	5		
		白菜	—	—	—	—	—	60		
		にんじん	—	—	—	—	—	6		
		青ピーマン	—	—	—	—	—	4		
		たまねぎ	—	—	—	—	—	14		
	和風スープ	チンゲン菜	20	20	30	30	30	30	1束で30～40g	
		トマト	15	15	22	22	22	22	トマト1/6～1/10個分程度	
		卵	—	8	12	12	12	12		
		かつお・昆布だし	100	100	150	150	150	150		
		食塩	0.6	0.6	0.9	0.9	0.9	0.9		
	ポテトコロッケ	ポテトコロッケ（冷凍）	—	40	40	40	40	40	小さいもの1つ	冷凍のポテトコロッケは大きいものであれば半分にする．
		サラダ油	—	5	5	5	5	5		
		レタス	—	10	10	10	10	10		
		トマトケチャップ	—	10	10	10	10	10	小さじ2杯弱	

付表3　簡単に野菜をいっぱい食べよう！—管理栄養士が提案するコンビニ惣菜アレンジレシピ

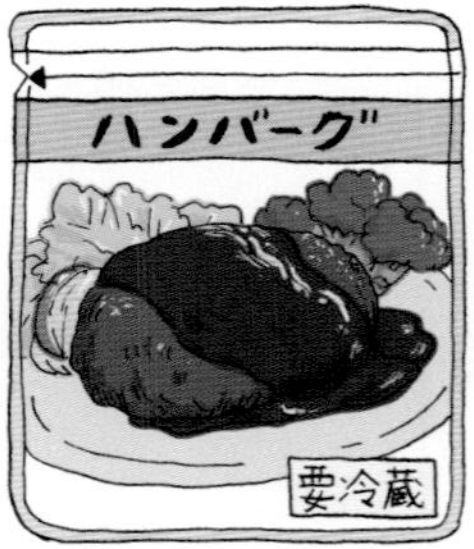

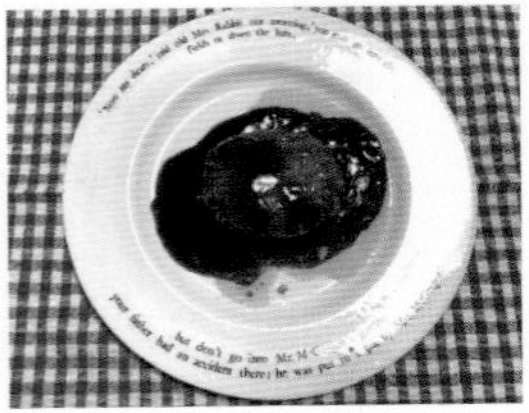

ハンバーグ1パック

総量	160g
エネルギー	**281kcal**
蛋白質	17.0g
食塩	**2.0g**

＋

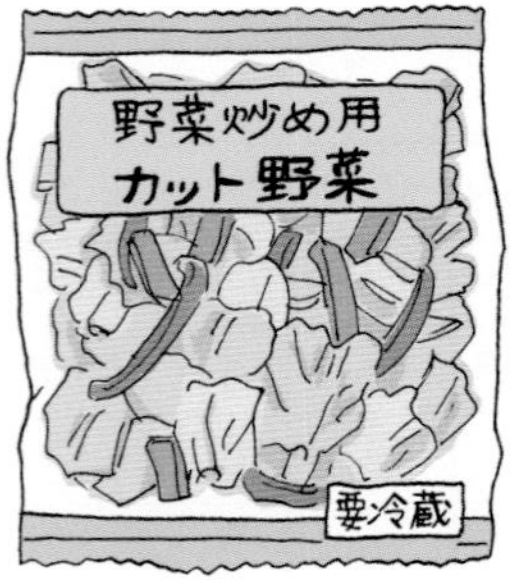

野菜炒め用カット野菜1パック

総量	220g
エネルギー	**59kcal**
蛋白質	2.9g
食塩	**0g**

1人分の目安は50～70g
（1パックの1/4～1/3）

ハンバーグ＋野菜

1人分

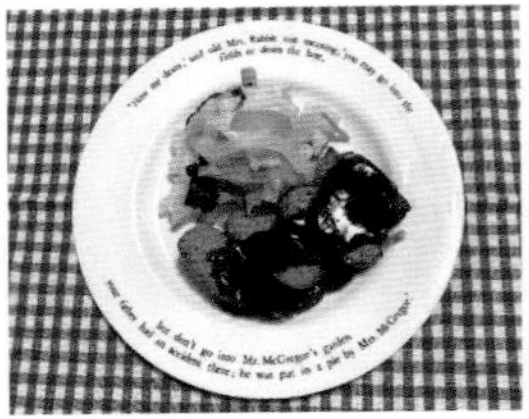

ハンバーグ1パック＋野菜70g

総量	230g
エネルギー	**300kcal**
蛋白質	17.9g
食塩	**2.0g**

小学校低学年くらいまでの1人分
（野菜の量は変えずに，
ハンバーグを1/2にする）

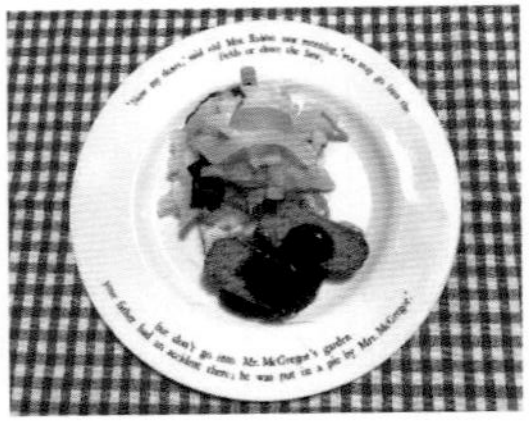

ハンバーグ1/2パック＋野菜70g

総量	150g
エネルギー	**159kcal**
蛋白質	9.4g
食塩	**1.0g**

小学生の低学年くらいまでは，栄養量を考えるとハンバーグは半分で十分な量です．その場合は，ハンバーグを半分に切って，それをさらに半分に切って2切れにすると，ハンバーグが半分だという感覚が減ります．野菜（野菜炒め用のミックス野菜．1人分は50～70gを目安量に）を加えて，全体量をアップさせることで，減塩とエネルギー（カロリー）の適正化を図ります．たとえば低学年と高学年のきょうだいの場合は，お兄さん・お姉さんに目玉焼きを足してあげれば，ハンバーグは半分の量で十分になります．野菜は，ゆでるか電子レンジで加熱してから，少量のサラダ油と塩で味付けしてあえるほうが，油で炒めるよりもエネルギー（カロリー）ダウンになります．濃い味付けはご飯が進んで食べ過ぎになりますので注意しましょう．

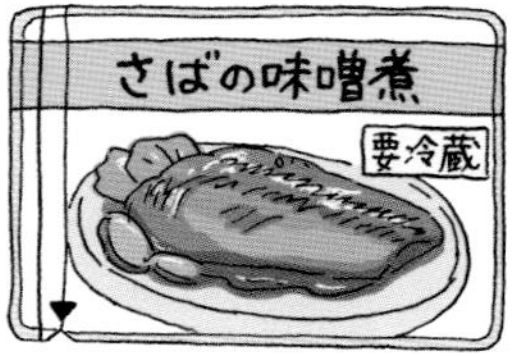

さばの味噌煮１パック

総量	120g
エネルギー	**286kcal**
蛋白質	14.7g
食塩	**1.2g**

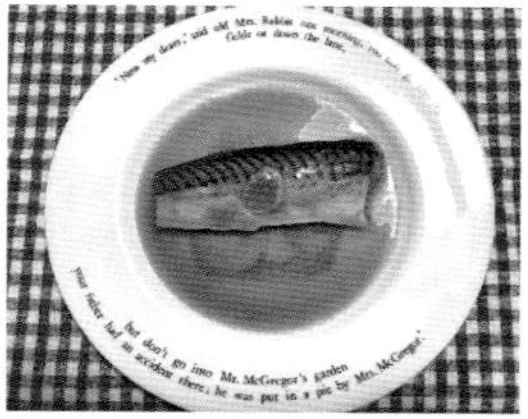

＋

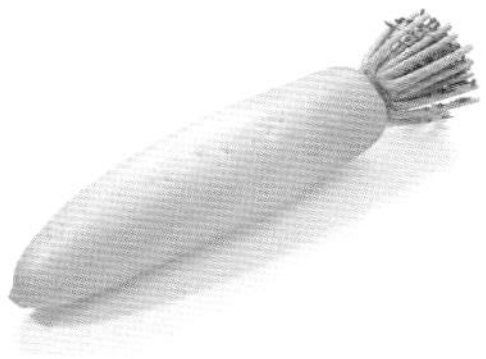

大根１人分

総量	70g
エネルギー	**14kcal**
蛋白質	0.3g
食塩	**0g**

さばの味噌煮＋野菜

１人分

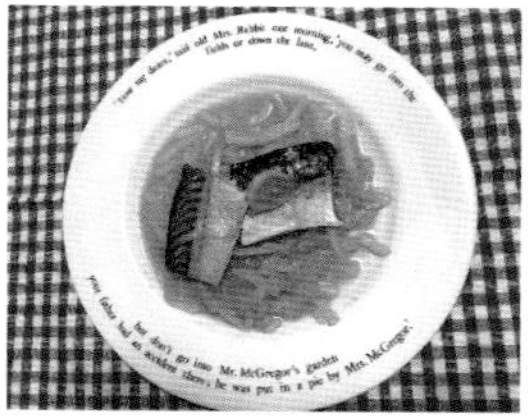

さば１パック＋大根70g

総量	190g
エネルギー	**290kcal**
蛋白質	15.0g
食塩	**1.2g**

小学校低学年くらいまでの１人分
（大根の量は変えずに，
さばを1/2にする）

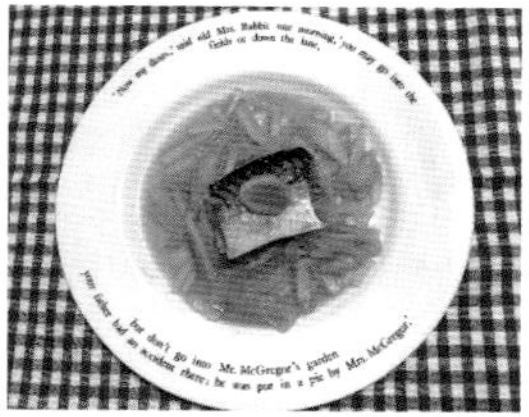

さば1/2パック＋大根70g

総量	130g
エネルギー	**156kcal**
蛋白質	7.7g
食塩	**0.6g**

魚の処理が苦手な場合や忙しくて時間がない場合は，さばの味噌煮などのレトルト食品や，魚の缶詰を利用をすると，時短で味付けも簡単です．大根の薄切り，なす，白菜などの野菜（1人分で50～70gを目安量に）を電子レンジで加熱してから，魚の煮汁をからめると，水っぽくなくなりおかずになります．これも小学生低学年までは2分の1パックで十分です．高学年には，冷ややっこ，納豆，温泉卵などを1品加えるか，魚を1パックにしましょう．その場合も野菜は添えましょう．

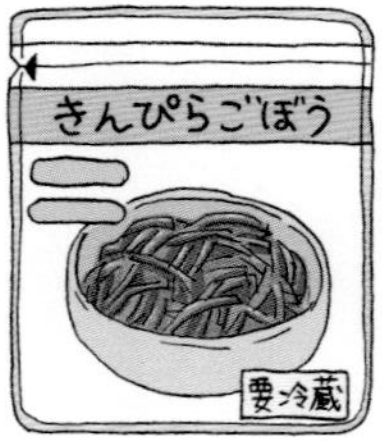

総量	70g
エネルギー	**94kcal**
蛋白質	1.9g
食塩	**1.1g**

＋

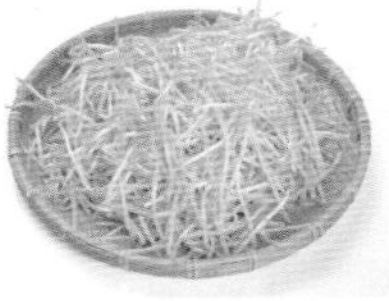

もやし1パック

総量	150g
エネルギー	**23kcal**
蛋白質	3.0g
食塩	**0g**

→

きんぴらもやしサラダ

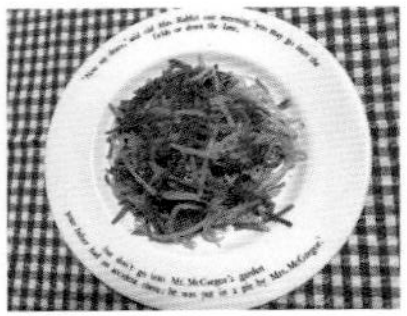

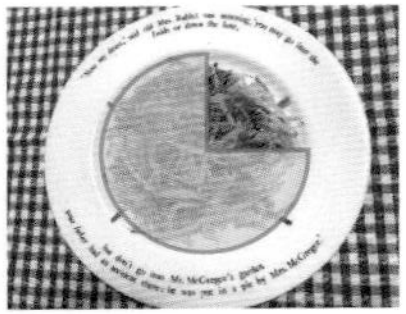

	4人分	1人分(写真の1/4)
総量	220g	55g
エネルギー	**117kcal**	**30kcal**
蛋白質	4.9g	12g
食塩	**1.1g**	**0.3g**

もやし1パックをゆでるか電子レンジで加熱してから，きんぴらとあえるだけです．大人向けにはしょうゆとラー油を足すとピリ辛の1品になります．

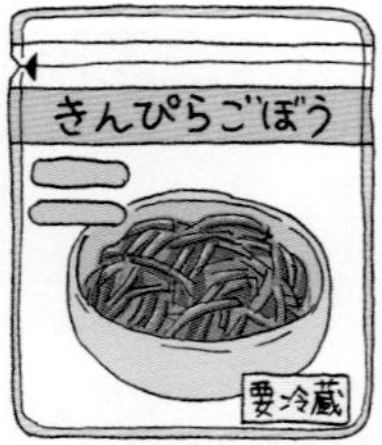

総量	70g
エネルギー	**94kcal**
蛋白質	1.9g
食塩	**1.1g**

＋

4人分

- 米1カップ
- ツナ缶 1缶
- 白滝 1袋
- 顆粒だし 小さじ2杯弱(8g)

総量	590g
エネルギー	**668kcal**
蛋白質	24.8g
食塩	**3.7g**

→

ごぼうとツナの炊き込みご飯

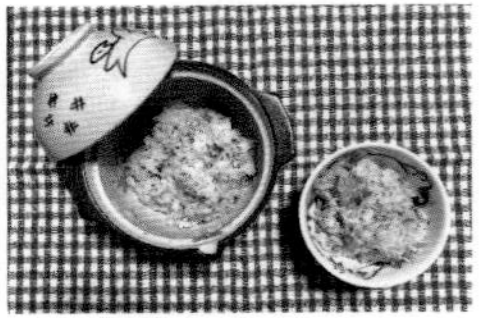

	4人分	1人分(写真)
総量	660g	160g
エネルギー	**762kcal**	**191kcal**
蛋白質	26.7g	6.7g
食塩	**4.8g**	**1.2g**

白滝は1パック(160～200g)をザクザクに切って，電子レンジで1分加熱し，キッチンペーパーに乗せて水切りしておきます．炊飯の30分くらい前には米を洗米し，通常の水加減で浸しておきます．30分ほど水に浸した米に白滝とツナ缶，きんぴら1パック，顆粒だし小さじ2杯弱を加えて，通常どおりに炊飯します．

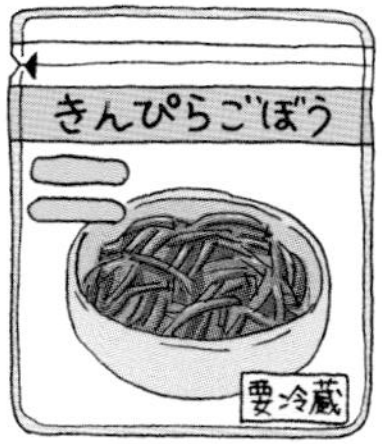

総量	70g
エネルギー	**94kcal**
蛋白質	1.9g
食塩	**1.1g**

＋

4人分

- 鶏ひき肉 200g
- 卵1個
- 小麦粉 小さじ2杯
- めんつゆ 大さじ1杯＋
  かたくり粉 小さじ1/4～1/3杯(1～2g)
- 大根サラダ 160g

総量	464g
エネルギー	**386kcal**
蛋白質	47.6g
食塩	**2.0g**

→

鶏のつくね

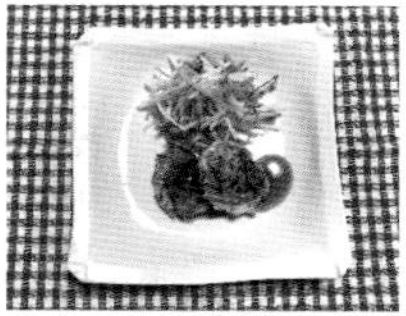

	4人分	1人分(写真)
総量	534g	133g
エネルギー	**480kcal**	**120kcal**
蛋白質	49.5g	12.4g
食塩	**3.1g**	**0.8g**

鶏(胸肉またはささみ)ひき肉をボールで粘りが出るまで練っておきます．この鶏ひき肉に，小麦粉小さじ2杯弱，卵1個，きんぴら1パックを加えてよく混ぜ，8つに分けて小判状に伸ばし，テフロン加工されたフライパンで両面きつね色になるまでじっくり焼き，付け合わせの野菜と盛り付けます．めんつゆに好みで砂糖を少々加え，水溶きかたくり粉(でんぷん)でとろみをつけて，つくねの上にかけ，市販の大根サラダミックスをつけあわせにして盛り付けます．

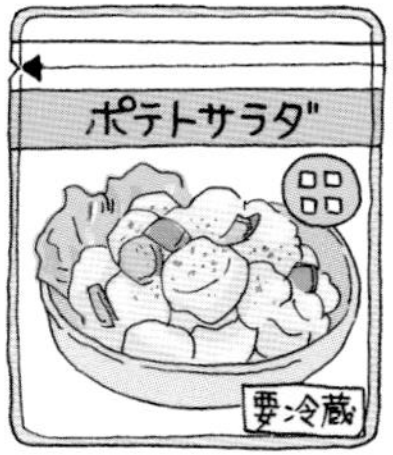

総量	100g
エネルギー	**171kcal**
蛋白質	2.8g
食塩	**0.9g**

＋

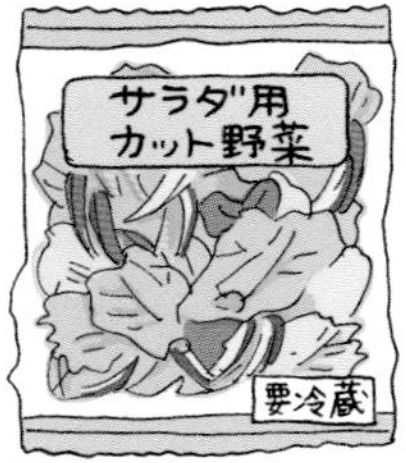

総量	150g
エネルギー	**34kcal**
蛋白質	0.4g
食塩	**0g**

→

ミックスポテトサラダ

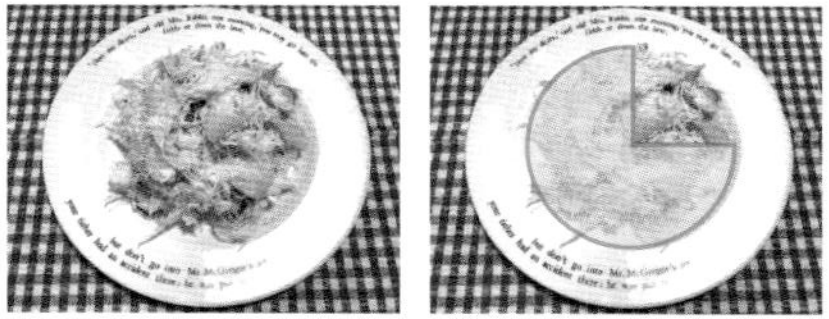

	4人分	1人分(写真の1/4)
総量	250g	60g
エネルギー	**205kcal**	**51kcal**
蛋白質	3.2g	0.8g
食塩	**0.9g**	**0.2g**

レタスなどが入ったサラダ用野菜ミックスとポテトサラダを混ぜます．カット野菜を混ぜることで，家族4人分のサラダや付け合わせができるとともに，エネルギー(カロリー)と塩分の摂取量が減少します．

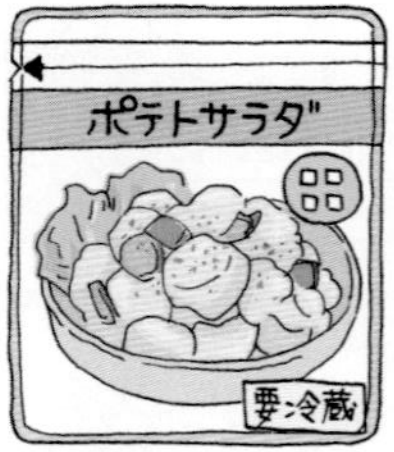

総量	100g
エネルギー	**171kcal**
蛋白質	2.8g
食塩	**0.9g**

＋

4人分

- 卵3個
- ピーマン1個(20g)
- 玉ねぎ 1/6個(20g)
- オリーブ油 小さじ1.5杯(8g)
- スライスチーズ 2枚
  (ピザ用とろけるチーズでも可)

総量	442g
エネルギー	**490kcal**
蛋白質	32.1g
食塩	**1.7g**

→

スパニッシュオムレツ

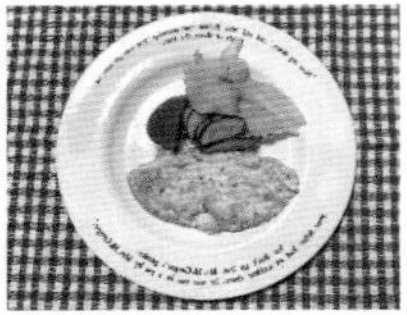

	4人分	1人分(写真)
総量	542g	136g
エネルギー	**661kcal**	**165kcal**
蛋白質	34.9g	8.6g
食塩	**2.6g**	**0.7g**

ポテトサラダに，卵3個を割り入れてよく混ぜておきます．ピーマンと玉ねぎは，みじん切りあるいは薄く千切りにして，電子レンジで30〜60秒加熱してやわらやくしておきます．ポテトサラダの入った卵液にコショウを少々と，加熱したピーマンと玉ねぎ，スライスチーズ2枚をちぎって入れておきます(ピザ用とろけるチーズでも可)．4人分まとめて作るのであれば，フライパンに4人分流し入れ，中火でじっくり火を通し，途中で1回天地返しをして，卵が固まるまで加熱します．これを1/4にカットして，付け合わせと一緒に盛りつけます．好みでケチャップやチリソースを添えます(写真は1人分をオムレツ風に調理した例)．

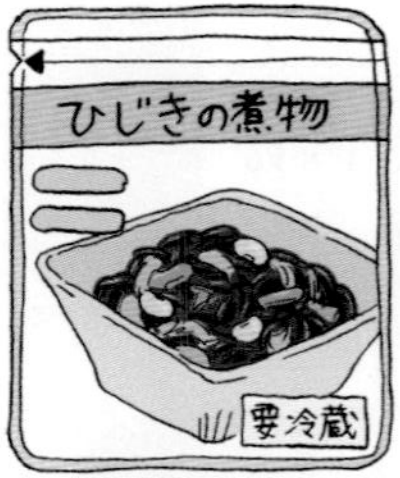

総量	70g
エネルギー	**68kcal**
蛋白質	3.9g
食塩	**0.8g**

＋

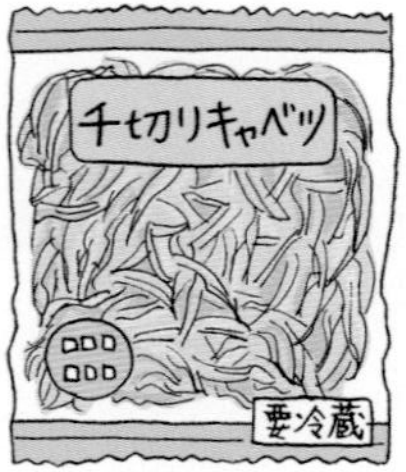

総量	150g
エネルギー	**35kcal**
蛋白質	2.0g
食塩	**0g**

→

キャベツとひじきのサラダ

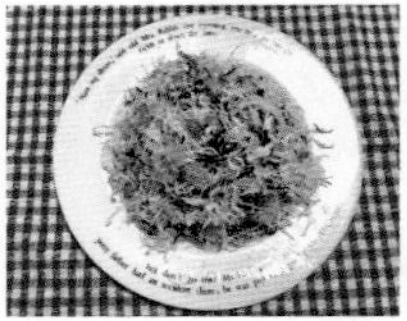

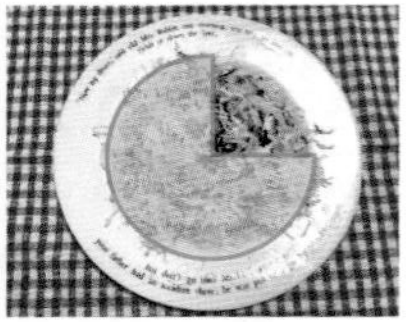

	4人分	1人分(写真の1/4)
総量	220g	55g
エネルギー	**103kcal**	**26kcal**
蛋白質	5.9g	1.5g
食塩	**0.8g**	**0.2g**

千切りキャベツ1パックとひじきを混ぜます．混ぜてから冷蔵庫で2時間ほど冷やすと，キャベツがしんなりしてより食べやすくなります．生野菜は鉄分が摂取しにくいので，ひじきを入れることで鉄分の摂取量がアップします．また，ひじきとキャベツを混ぜることでボリュームアップにつながり，4人分のサラダや野菜の付け合わせが簡単に作れます．サラダとして1品にするのであれば，ツナ缶やサラダチキン，枝豆などを混ぜてもおいしくなります．

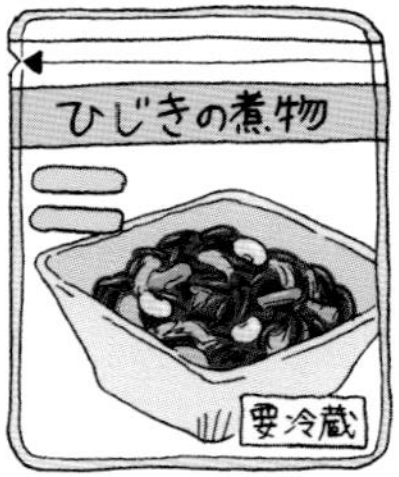

総量	70g
エネルギー	**68kcal**
蛋白質	3.9g
食塩	**0.8g**

4人分

- 米1カップ
- ベーコン2枚
- 顆粒だし 小さじ2杯弱（8g）

総量	678g
エネルギー	**712kcal**
蛋白質	15.6g
食塩	**3.8g**

ひじきとベーコンの炊き込みごはん

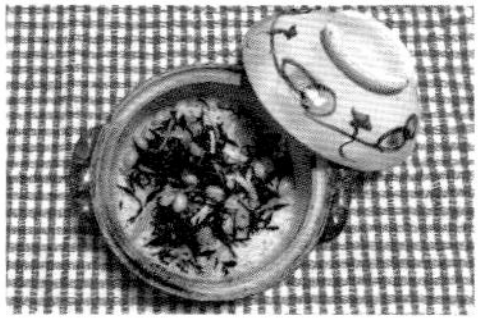

	4人分	1人分（写真）
総量	748g	187g
エネルギー	**780kcal**	**195kcal**
蛋白質	19.5g	4.9g
食塩	**4.6g**	**1.2g**

米は，炊飯する30分前には洗米しておきます．米に，ひじきとベーコンをきざんだものと顆粒だしを加え，通常の水加減で炊飯します．出来上がりに，ゆでた枝豆や三つ葉を加えると色合いがよくなります．

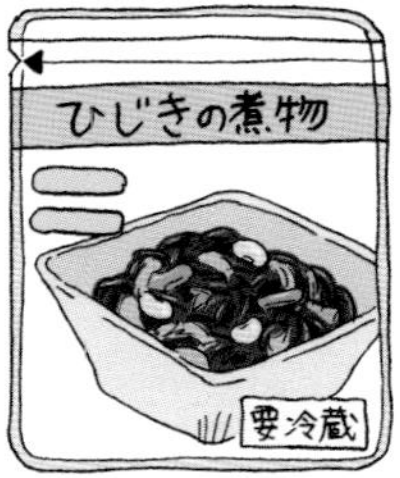

総量	70g
エネルギー	**68kcal**
蛋白質	3.9g
食塩	**0.8g**

4人分

- 木綿豆腐1/2丁
- 豚ひき肉100g
- 卵1個
- 小麦粉10g
- ブロッコリー 小房4つ（80g）
- かぼちゃ 4切（120g）
- ケチャップ 小さじ6杯（40g）

総量	610g
エネルギー	**691kcal**
蛋白質	45.5g
食塩	**1.9g**

ひじきの豆腐ハンバーグ

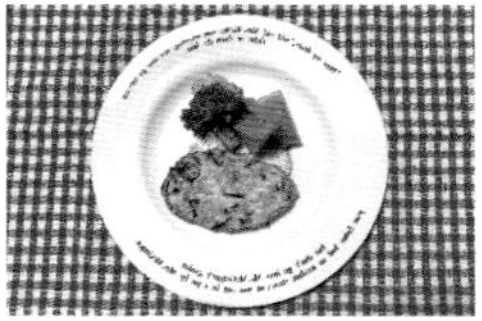

	4人分	1人分（写真）
総量	680g	170g
エネルギー	**759kcal**	**190kcal**
蛋白質	49.4g	12.3g
食塩	**2.7g**	**0.7g**

豆腐は電子レンジで3～4分加熱し，キッチンペーパーで水気を切っておきます．豚ひき肉はボールに入れて粘りが出るまでよく混ぜ，加熱した豆腐をつぶしながら加えます．コショウ，ひじき，卵1個，小麦粉小さじ2杯を加え，ひき肉とまんべんなく混ぜておきます．これを4つに分けて，フライパンでしっかり加熱します（壊れやすいので，両面焼き目を付けたら，可能であればオーブンで加熱するとよい．180度で10～15分程度）．付け合わせの野菜と一緒に盛り付け，好みでしょうゆやソース，ポン酢などをかけていただきます．できればブロッコリー（1人分20g），かぼちゃ（1人分30g），ケチャップ（1人分10g）の分量は，はかりではかることをおすすめします．

総量	70g
エネルギー	**64kcal**
蛋白質	5.6g
食塩	**1.1g**

＋

2人分

- かぼちゃ（冷凍）160g
- ブロッコリー60g
- 玉ねぎ40g
- 牛乳 140mL
- 塩 小さじ1/6杯（0.6g）
- カレー粉 小さじ1/4杯（1g）
- スライスチーズ2枚
  （ピザ用とろけるチーズでも可）

総量	438g
エネルギー	**400kcal**
蛋白質	18.9g
食塩	**1.8g**

→

かぼちゃと豆のグラタン

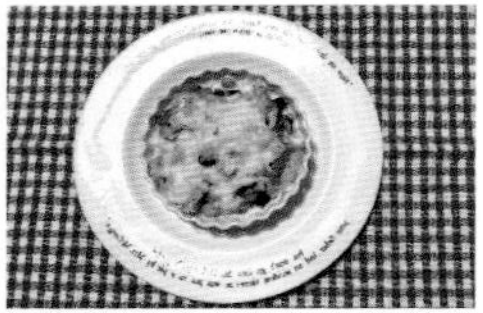

	2人分	1人分（写真）
総量	508g	254g
エネルギー	**464kcal**	**232kcal**
蛋白質	24.2g	12.1g
食塩	**2.9g**	**1.5g**

冷凍かぼちゃとブロッコリーは食べやすい大きさにカットしておきます．玉ねぎは薄切りにして電子レンジで30秒程度加熱しておきます．耐熱の容器に，豆サラダを入れ，かぼちゃ，ブロッコリー，玉ねぎとさっくり混ぜて，カレー粉と塩を混ぜた牛乳を入れます．上にちぎったスライスチーズ（もしくはピザ用とろけるチーズでも可）をかけて，オーブントースターで15～20分焼きます（チーズが溶けて牛乳がふつふつとしてきたらOK）．

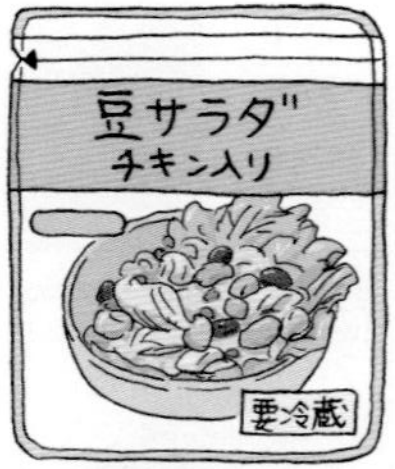

総量	70g
エネルギー	**64kcal**
蛋白質	5.6g
食塩	**1.1g**

＋

2人分

- そうめん（干）100g
- きゅうり 1/2本（40g）
- トマト中1/2個（60g）
- めんつゆ 大さじ6杯（80mL）

総量	420g
エネルギー	**357kcal**
蛋白質	11.0g
食塩	**3.1g**

→

チキン豆そうめん

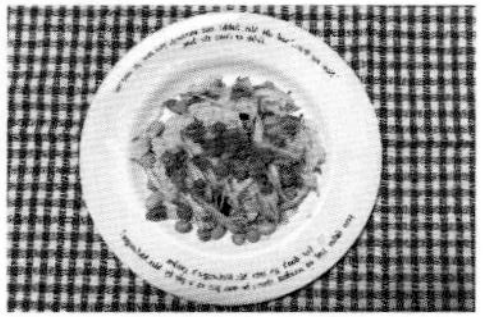

	2人分	1人分（写真）
総量	490g	245g
エネルギー	**421kcal**	**210kcal**
蛋白質	16.6g	8.3g
食塩	**4.2g**	**2.1g**

きゅうりは千切り，トマトはざく切りにしておきます．ゆでたそうめんはしっかり水を切り，豆サラダと和えておきます．小さじ2杯程度のごま油またはサラダ油を加えて混ぜると，そうめんが伸びてしまうのを多少防ぐことができます．和えたソーメンと豆サラダを皿に盛り付け，きゅうりの千切り，トマトのざく切りをのせ，めんつゆ大さじ2杯をかけます．

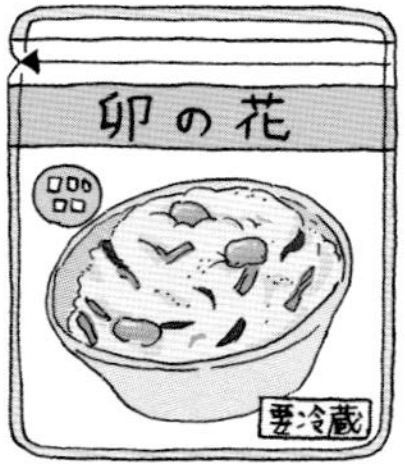

総量	85 g
エネルギー	**111 kcal**
蛋白質	3.7 g
食塩	**0.8 g**

＋

4人分

- 鶏ひき肉 100 g
- 白滝 1袋
- しょうゆ 小さじ1杯（5 g）
- 卵 1個
- 小麦粉 小さじ2
- キャベツ 4枚
- ブロッコリー 80 g
- ケチャップ 40 g

総量	710 g
エネルギー	**413 kcal**
蛋白質	37.1 g
食塩	**1.7 g**

→

キャベツと卯の花の重ね蒸し（ロールキャベツ）

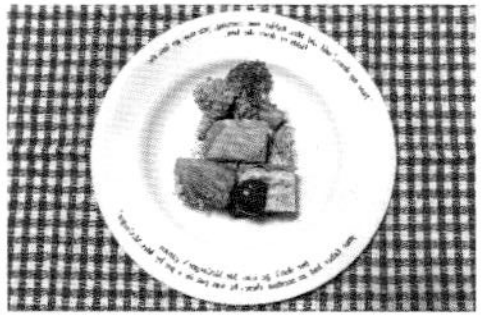

	4人分	1人分（写真）
総量	795 g	199 g
エネルギー	**524 kcal**	**131 kcal**
蛋白質	40.8 g	10.2 g
食塩	**2.5 g**	**0.6 g**

鶏（胸肉またはささみ）ひき肉はボールでよく練っておきます．ざく切りして水切りした白滝，小麦粉小さじ2杯，卵1個，卯の花1パックを加えてよく練っておきます．耐熱の容器にキャベツ，卯の花の入ったひき肉の順番で交互に重ねていきます（ひき肉が3～4段になるように重ねる）．最後にキャベツをのせ，上から少し押してキャベツとひき肉の間の空気を抜いておきます．キャベツの上にラップをかけ，電子レンジで6～10分，しっかり加熱します（様子を見ながら加減する）．中まで熱が通ったら4等分にして，付け合わせと一緒に盛りつけます．子供はケチャップで，大人はからしじょうゆやポン酢でいただきます．ひき肉をキャベツで巻いて，ロールキャベツにしてコンソメスープで煮ても美味です．

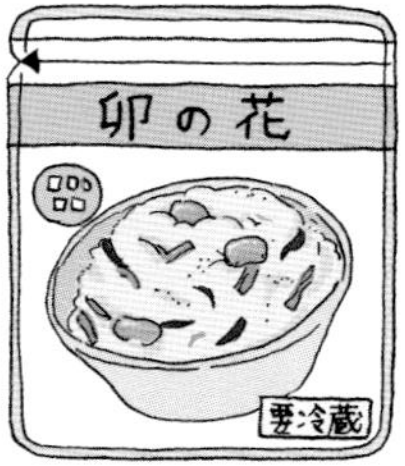

総量	85 g
エネルギー	**111 kcal**
蛋白質	3.7 g
食塩	**0.8 g**

＋

4人分

- 卵 3個
- サラダ油 適宜

総量	388 g
エネルギー	**473 kcal**
蛋白質	25.5 g
食塩	**0.7 g**

→

卯の花の卵焼き

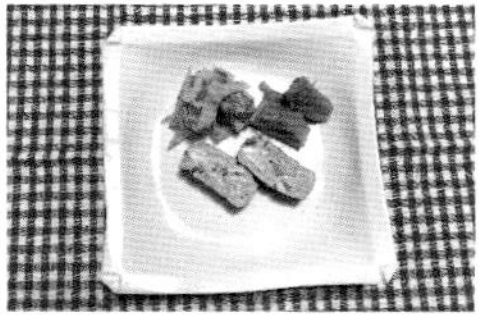

	4人分	1人分（写真）
総量	473 g	118 g
エネルギー	**584 kcal**	**146 kcal**
蛋白質	29.2 g	7.3 g
食塩	**1.5 g**	**0.4 g**

卵をよくかき混ぜてから，卯の花を入れて混ぜ，卵焼きを作るのと同じように焼いていきます．卵だけよりもボリュームアップとなり，卯の花の味付けだけでいただけます．

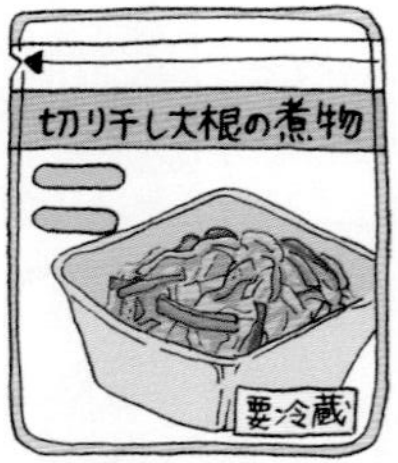

総量	85g
エネルギー	**45kcal**
蛋白質	2.5g
食塩	**0.9g**

＋

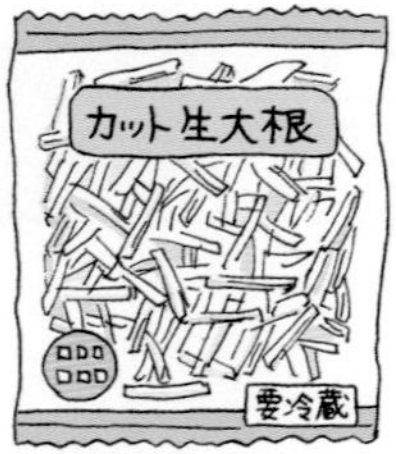

総量	125g
エネルギー	**27kcal**
蛋白質	0.9g
食塩	**0.1g**

だいこん大根サラダ

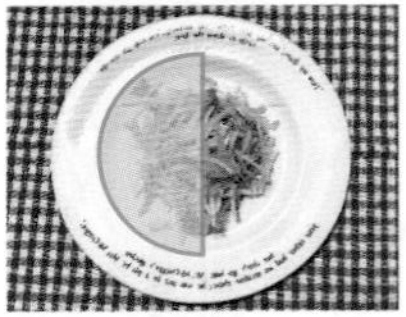

	4人分	1人分（写真は2人分を半分に）
総量	205g	51g
エネルギー	**72kcal**	**18kcal**
蛋白質	3.4g	0.8g
食塩	**1.0g**	**0.3g**

切り干し大根と，そのまま食べられる生のカット大根ミックスを合わせたダブル大根サラダ．切り干し大根の優しい味わいと食感と，シャキシャキした生の大根の食感との違いを感じられるサラダです．生の大根は自分で千切りにしたものを使ってもよいし，大根だけでなくきゅうりや白滝，春雨なども切り干し大根とよく合います．

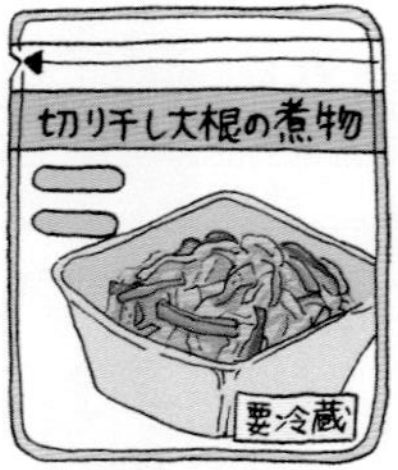

総量	85g
エネルギー	**45kcal**
蛋白質	2.5g
食塩	**0.9g**

＋

4人分

- 卵 2個
- 小松菜 2束
- だし汁 1カップ（200mL）

総量	400g
エネルギー	**196kcal**
蛋白質	16.6g
食塩	**0.7g**

切干し大根と小松菜の卵とじ

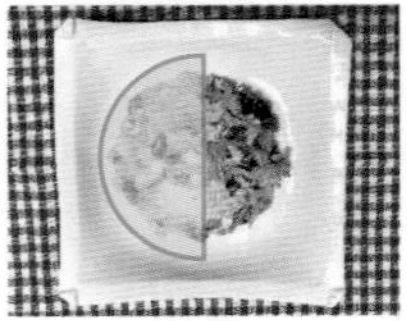

	4人分	1人分（写真は2人分を半分に）
総量	485g	121g
エネルギー	**241kcal**	**60kcal**
蛋白質	19.1g	4.8g
食塩	**1.6g**	**0.4g**

小松菜はゆでて1cmくらいに切っておきます．切り干し大根とだし汁200mLを煮立て，小松菜を入れたら，といた卵を回し入れ，蓋をして2分くらい加熱します．2人分で卵とじ丼にもなります．小松菜のかわりに三つ葉やほうれん草，チンゲン菜，ニラなどでも同様に調理できます．

付表4　弁当の詰め方の工夫

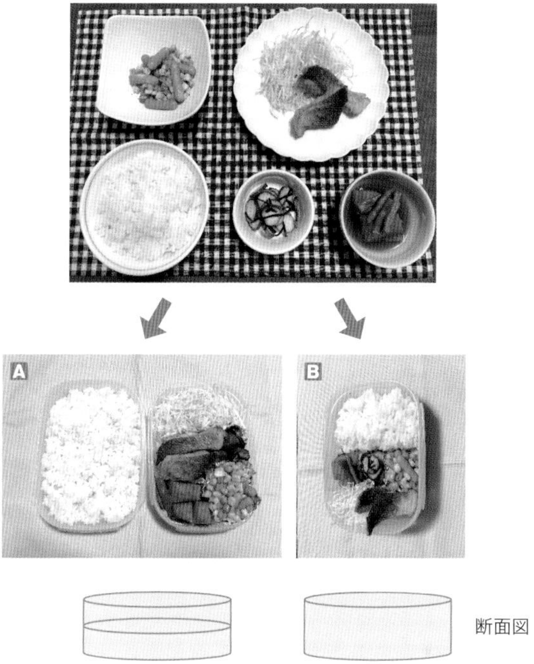

これは**付表1**(p.178) の12～15歳までの昼食を弁当箱に詰めてみた例である.
Aの2つの弁当箱とBの1つの弁当箱の容量は同じ容量で，断面図のように，Aの弁当箱を重ねるとBの弁当箱とほぼ同じ厚さになる.
どちらのほうが「量」を感じることができるであろうか？

索 引

さ行

た行

な行

は行

ま行

や・ら行

MEMO

MEMO

監修者・編者略歴

乾《いぬい》　あやの

済生会横浜市東部病院小児肝臓消化器科 部長

1986年 名古屋市立大学医学部卒業．獨協医科大学越谷病院（現 独協医科大学埼玉医療センター）小児科，防衛医科大学校小児科，国際医療福祉大学熱海病院小児科，横浜栄共済病院小児科を経て，2013年より現職．NPO法人日本小児肝臓研究所副理事長，東邦大学大学院医学研究科成育肝臓消化器学教授（連携）を兼務．日本小児科学会専門医，日本肝臓学会専門医・指導医・評議員，日本小児栄養消化器肝臓学会認定医，インフェクションコントロールドクター．

専門：肝臓学，感染症，代謝．

十河《そごう》　剛《つよし》

済生会横浜市東部病院小児肝臓消化器科 副部長

1995年 防衛医科大学校医学科卒．卒業後，自衛隊での医官としての勤務を経て，2003年から国際医療福祉大学小児科医員として小児消化器疾患の診療を始める．2006年 横浜栄共済病院医員，2007年 済生会横浜市東部病院こどもセンター医長，2013年より現職．2012年より横浜市立大学医学部非常勤講師，2019年より防衛医科大学校小児科学講座非常勤講師を兼務．

小児消化器疾患診療を続けていく中で，心身症や不登校の子供達の診療機会が増え，最も苦手としていた「他人の話を聴く」ための技術に興味を持つ．その中で“コーチング”と“神経言語プログラミング（Neuro Linguistic Programing：NLP）”と出会い，2019年より本格的にNLPコーチングを学び始め，2020年3月 米国NLP＆コーチング研究所認定 NLP上級プロフェッショナルコーチの資格を取得．同年9月 同研究所認定NLPヒプノセラピストを取得．2021年1月 全米NLP協会認定NLPマスタープラクティショナー取得．また，幼少時より武道の修行を続けており，現在は躰道七段教士，合気道二段，剣道二段であり，子供達や学生に指導を行っている．

専門：小児肝臓・消化器疾患，小児消化器内視鏡，コーチング．

親子と取り組む！ 子供の肥満診療
目標による治療管理とモチベーション維持のコツ

2021 年 5 月 1 日　1 版 1 刷

監修者
乾《いぬい》　あやの

編　者
十河《そごう》　剛《つよし》

発行者
株式会社 南山堂　代表者 鈴木幹太
〒113-0034　東京都文京区湯島 4-1-11
TEL 代表 03-5689-7850　　www.nanzando.com

ISBN 978-4-525-28891-4

A2889110101-A